Fallgruben in der Neurologie

Marco Mumenthaler

50 Abbildungen

Georg Thieme Verlag
Stuttgart · New York

Prof. Dr. med. Marco Mumenthaler
Spezialarzt FMH für Neurologie
Witikonerstr. 326

8053 Zürich, Schweiz

Die Deutsche Bibliothek –
CIP-Einheitsaufnahme

Mumenthaler, Marco:
Fallgruben in der Neurologie /
Marco Mumenthaler. – 1. Aufl. –
Stuttgart ; New York : Thieme, 2001

Wichtiger Hinweis: Wie jede Wissenschaft ist die Medizin ständigen Entwicklungen unterworfen. Forschung und klinische Erfahrung erweitern unsere Erkenntnisse, insbesondere was Behandlung und medikamentöse Therapie anbelangt. Soweit in diesem Werk eine Dosierung oder eine Applikation erwähnt wird, darf der Leser zwar darauf vertrauen, dass Autoren, Herausgeber und Verlag große Sorgfalt darauf verwandt haben, dass diese Angabe **dem Wissensstand bei Fertigstellung des Werkes** entspricht.

Für Angaben über Dosierungsanweisungen und Applikationsformen kann vom Verlag jedoch keine Gewähr übernommen werden. **Jeder Benutzer ist angehalten,** durch sorgfältige Prüfung der Beipackzettel der verwendeten Präparate und gegebenenfalls nach Konsultation eines Spezialisten festzustellen, ob die dort gegebene Empfehlung für Dosierungen oder die Beachtung von Kontraindikationen gegenüber der Angabe in diesem Buch abweicht. Eine solche Prüfung ist besonders wichtig bei selten verwendeten Präparaten oder solchen, die neu auf den Markt gebracht worden sind. **Jede Dosierung oder Applikation erfolgt auf eigene Gefahr des Benutzers.** Autoren und Verlag appellieren an jeden Benutzer, ihm etwa auffallende Ungenauigkeiten dem Verlag mitzuteilen.

© 2001 Georg Thieme Verlag
Rüdigerstraße 14
D-70469 Stuttgart
http://www.thieme.de

Printed in Germany

Zeichnungen: Peter Puck, Stuttgart
Satz und Druck: Druckhaus Götz GmbH
    D-71636 Ludwigsburg
    Gesetzt auf CCS Textline

ISBN 3-13-126411-X   1 2 3 4 5 6

Für Sarah Consuelo,
die aufmerksam und kritisch
zuzuhören versteht

Vorwort

Die Ausübung des ärztlichen Berufes ist eine faszinierende Tätigkeit. Die Begegnung mit jedem einzelnen Patienten ist etwas Einmaliges. Dennoch sind jedem Arzt einzelne der zahlreichen Patienten, die er im Laufe der Jahre sehen durfte, besonders eindrücklich in Erinnerung geblieben. Die Gründe hierfür können sehr unterschiedlich sein: Einmal sind es besonders dramatische Situationen, ein anderes Mal eigene diagnostische oder therapeutische Fehler oder aber Erfolge. Es können auch einmal besondere begleitende Umstände oder besondere Persönlichkeiten unter den Patienten Grund für eine bleibende Erinnerung sein.

Solche Erlebnisse stellen die Würze des ärztlichen Alltages dar. Ich habe die nachfolgenden Patienten im Verlauf von fast 50 Jahren ärztlicher Tätigkeit alle persönlich erlebt. Ich pflegte die daraus sich ergebenden „Geschichten" immer wieder bei Lehrveranstaltungen zu schildern, denn auch im Zeitalter der evidenzbasierten Medizin hat das Anekdotische seinen Platz. Nunmehr möchte ich diese persönlichen Erlebnisse im folgenden einer weiteren Leserschaft darlegen.

Was soll damit erreicht werden? Der Arzt, der junge Arzt im besonderen, möge durch die nachfolgend geschilderten Erlebnisse eines alten Kollegen einmal mehr die Einmaligkeit jedes Krankenschicksals miterleben. Er möge daraus auch entnehmen, dass Irrtum und Fehldeutungen, Voreingenommenheit und Fehlverhalten an jeder Ecke lauern. Er soll auch begreifen, dass nur eine möglichst umfassende und ganzheitliche Sicht von Krankheit und Persönlichkeit des einzelnen Kranken sowie seines Umfeldes ihm und seinem Leiden gerecht wird.

Zur Niederschrift dieser persönlichen Erlebnisse motivierte mich auch die Erkenntnis, dass man nur aus realen, praxisbezogenen Krankheitsfällen wirklich nachhaltig lernt. Jedenfalls habe ich selber von all diesen Fällen etwas gelernt. Die Begleitumstände und Personen sind aus naheliegenden Gründen modifiziert worden.

Ziel dieser Schilderungen war es nicht, zu einem bestimmten Krankheitsbild Informationen zu vermitteln – dies tun Lehrbücher zur Genüge. Vielmehr soll Grundsätzliches vermittelt werden, wie zum Beispiel

- die Bedeutung einer wirklich sorgfältigen und umfassenden Anamnese,
- die Notwendigkeit, logisch und folgerichtig zu denken,
- gelegentlich wird dies durch ausdrücklich aufgeführte differentialdiagnostische Überlegungen noch betont,
- die Wichtigkeit, auf die Übereinstimmung aller vorliegenden Elemente zu achten,
- und nicht zuletzt, die Verpflichtung des Arztes, zwar Verantwortung zu übernehmen, aber dieselbe immer in den Dienst der entscheidenden Interessen und Bedürfnisse des Patienten – im umfassendsten Sinn dieses Wortes – zu stellen.

Das Buch ersetzt selbstverständlich kein Lehrbuch. Vielleicht ergänzt es dasselbe und vermittelt das Berufsbild eines klinisch tätigen Lehrers, der den Beruf des Arztes mit Begeisterung gelebt hat. Ob dies auch für andere nützlich ist, möge der Leser entscheiden.

Zürich, im Herbst 2000   Marco Mumenthaler

Inhaltsverzeichnis

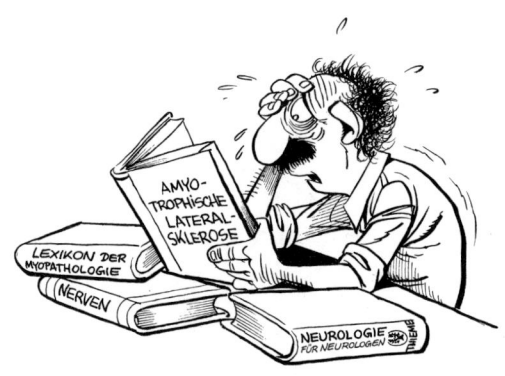

1 Soll man die alte Frau wirklich sterben lassen?

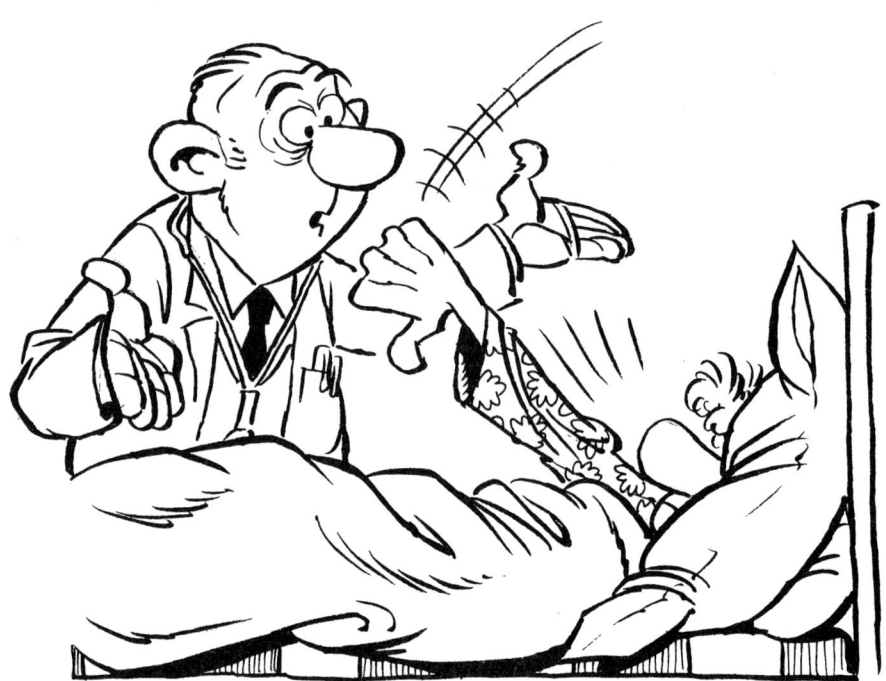

》 Die Patientin ist 83 Jahre alt. Seit mehr als 10 Jahren lebt sie zwar in einem Wohnheim für ältere Menschen, ist aber nicht nur in jeder Hinsicht selbständig, sondern auch geistig noch außerordentlich rüstig und klar. In der gleichen kleinen Zweizimmerwohnung lebt auch ihre um 2 Jahre jüngere, ebenfalls noch sehr vitale Schwester. Beide beteiligen sich intensiv an den verschiedenen Aktivitäten des Wohnheims und statten ihren jüngeren Verwandten noch oft Besuche ab. 《

Vor rund 7 Wochen stolperte die Patientin in ihrem Zimmer über einen Teppich und schlug sich den Kopf – allerdings nur sehr leicht – an einer Tischkante auf. Sie war nicht bewusstlos und stand selbst sofort wieder auf. Vor 3 Wochen traten dann für sie ganz ungewohnte Kopfschmerzen auf. Zunächst waren sie nur intermittierend an mehreren Stunden pro Tag vorhanden, nach 1 Woche allerdings wurden sie konstant und waren linksbetont. Nach einer weiteren Woche entwickelte sich eine rechtsseitige Schwäche von Arm und Bein, und die Patientin hatte immer mehr Mühe zu sprechen. Die zugezogene Heimärztin vermutete zunächst einen Schlaganfall. Als die Lähmung aber zunahm und sehr bald eine vollständige motorische Aphasie auftrat, ließ sie eine CT anfertigen. Dieses zeigte ein recht großes **chronisches Subduralhämatom über der linken Großhirnhemisphäre**. Sie brachte daraufhin persönlich die Patientin (sowie die jüngere Schwester) und die CT-Bilder auf die Notfallstation der Universitätsklinik.

Am Sonntagnachmittag sah Dr. K. die Patientin. Die Diagnose wurde ihm von der begleitenden Hausärztin schon mitgeliefert. Bevor Dr. K. die Patientin untersuchen und auch nur versuchen konnte, mit ihr Kontakt aufzunehmen, forderte ihn die begleitende jüngere Schwester auf, ja nichts zu unternehmen, da ihre Schwester sterben wolle. Sie wies auch eine entsprechende Erklärung der Patientin vor, die diese bei einer Sterbeorganisation 5 Jahre vorher unterschrieben hatte. Es gelang Dr. K., der aufgeregten Schwester klarzumachen, dass er sich vergewissern müsse, ob die Patientin über Art und Ausmaß der eigenen Erkrankung voll im Bilde sei und ob sie auch noch zum gegenwärtigen Zeitpunkt und in dieser konkreten Situation keinerlei ärztliche Intervention mehr wünsche. Die Verständigung mit der Patientin war durch deren vollstän-

dige motorische Aphasie naturgemäß schwierig. Immerhin war es ohne Weiteres erkennbar, dass die Patientin Fragen bzw. Mitteilungen völlig klar verstand und beurteilen konnte: Sie bestätigte bzw. verneinte in angemessener Weise Fragen und Mitteilungen und es war eindeutig, dass sie die ihr nun gebotene Erklärung über ihre Krankheit voll erfasste und beurteilen konnte. Man sagte ihr, dass es sich um eine gutartige Erkrankung handle, die durch einen sehr einfachen, auf Wunsch sogar in Lokalanästhesie durchführbaren Eingriff vollständig behoben werden könne. Es wurde ihr auch klargemacht, dass sie keinerlei Folgen davontragen werde und anschließend nach wenigen Tagen wieder im gleichen Zustand sei wie vor ihrem Sturz. Dennoch wünschte die Patientin trotz dieses Wissens auf keinen Fall, dass man operierte. Mehrfache diesbezügliche Offerten wurden von ihr konsequent abgelehnt. Ein jüngerer Mitarbeiter der Notfallstation versuchte Dr. K. zu überreden, dass man der Patientin ja unter einem Vorwand ein Hypnotikum injizieren und sie anschließend operieren könnte. Dr. K. hielt jedoch an der Überzeugung fest, dass der Wille der Patientin unter allen Umständen zu respektieren sei und ließ sie unbehandelt in Begleitung ihrer Schwester wieder ins Altersheim zurückkehren.

Mehrere Monate später begegnete er der Heimärztin bei einer Fortbildung. Bei dieser Gelegenheit teilte diese ihm mit, dass sich die Patientin allmählich von ihrer Halbseitenlähmung erholt hatte, sie wieder angefangen hatte zu reden und dass sie jetzt – 4 Monate später – beschwerdefrei war und sich wieder im gleichen Zustand wie vor den dramatischen Ereignissen befand. Das chronische Subduralhämatom hatte sich also spontan – zumindest weitgehend – zurückgebildet.

FAZIT

Der klar geäußerte Wille des Patienten, auf eine Therapie zu verzichten – selbst wenn diese nicht gravierend und die dadurch erzielte Heilung sicher ist – ist auch dann zu respektieren, wenn der Arzt bei sich selbst anders handeln würde.

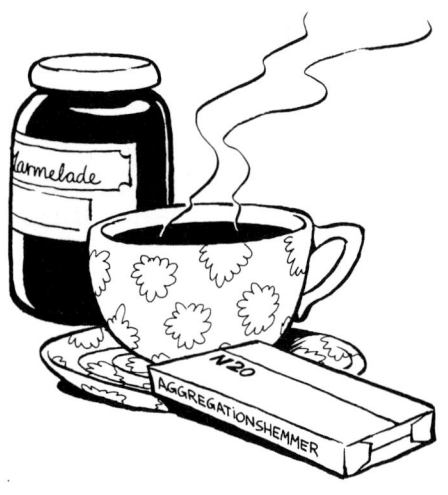

2 Akute Lähmung des rechten Beines

Akut spielte sich an einem Morgen ohne erkennbare auslösende äußere Ursache im Alter von 73 Jahren Folgendes ab: Beim Frühstück traten plötzlich Schmerzen im Bereich der rechten Großzehe auf, die sich innerhalb weniger als 1 h auf das ganze rechte Bein ausdehnten. Die Patientin betonte, dass sie keine Rückenschmerzen habe.

Die Schmerzen waren von einer diffusen Missempfindung des ganzen rechten Beines „bis hinauf zur rechten Gesäßbacke" begleitet. Zugleich hatte sie auch eine Art Schwäche des rechten Beines, das sie nicht mehr richtig kontrollieren konnte, sodass sie nach rund 3 h – als der Hausarzt sie notfallmäßig in die Klinik einwies – nur noch durch eine Hilfsperson gestützt von ihrer Wohnung zum Krankenwagen gehen konnte.

Die Einweisung erfolgte zunächst in eine neurochirurgische Klinik mit dem Verdacht einer akuten lumbalen Diskushernie. Eine sofort durchgeführte Magnetresonanztomographie (MRT) der lumbalen Wirbelsäule bestätigte diesen Verdacht allerdings nicht. Nach der anschließenden Einweisung in eine neurologische Klinik wurde eine verminderte Sensibilität im ganzen Reithosenareal festgestellt. Eine Liquoruntersuchung war ein erstes Mal – 24 h nach Beginn der Symptome – unauffällig, 5 Tage später allerdings war das Gesamteiweiß mit 0,53 g/l leicht erhöht. Es bestand keine oligoklonale Zonierung. Eine MRT des Beckens war unauffällig, ebenso eine elektromyographische Untersuchung verschiedener Beinmuskeln. Man bezeichnete das Krankheitsbild als **Polyradiculitis lumbosacralis**.

Rund 2 Wochen später war die Patientin wieder gehfähig. Hingegen hatte sie immer wieder krampfartige Schmerzsensationen – und zwar in beiden Beinen, jedoch rechtsbetont. Sie hatte das Gefühl, die Beine seien schwer und musste sich zum Gehen bewusst überwinden. Auch hatte sie bemerkt, dass sie beim Sitzen ein abnormes Gefühl im Bereich der Sitzfläche beidseits hatte, das sie beschrieb „wie wenn sie auf Kastanien sitzen wür-

» Die früher berufstätige, im eigenen Familienunternehmen sehr aktiv mitwirkende Witwe war stets gesund und körperlich besonders leistungsfähig. Sie hatte nie Blutdruckprobleme, war Nichtraucherin und auch nach Sistieren ihrer Berufstätigkeit sehr aktiv geblieben. Unter anderem wanderte sie viel. Hierbei hat sie dreimal einen Zeckenstich gehabt, jedoch ohne anschließende Symptome. Eine von ihr gewünschte, diesbezügliche serologische Abklärung ergab keine Antikörper gegen Borrelien. «

de". Oft hatte sie Mühe, den Stuhl bzw. die Blase zu entleeren und musste gewissermaßen gegen die aktive Kontraktion der Schließmuskeln auspressen. Rund 2 Wochen nach Beginn der Erkrankung war dann noch eine Beinvenenthrombose rechts aufgetreten, weswegen die Patientin antikoaguliert wurde.

Das weitere Persistieren störender Restbeschwerden veranlassten den Hausarzt, die Patientin rund 1 Jahr nach dem akuten Krankheitsgeschehen noch dem Neurologen Dr. K. vorzustellen. Dieser fand eine sich in sehr gutem Allgemeinzustand befindende 74-jährige Patientin vor, die im Bereich der Hirnnerven und im Bereich der oberen Extremitäten keinerlei Anomalien zeigte. Auch am Rumpf war nichts Auffälliges, insbesondere kein sensibles Niveau. An den unteren Extremitäten hingegen war zwar der Tonus unauffällig und es war auch keine erkennbare motorische Parese vorhanden. Hingegen war mit Sicherheit bei plantarem Fußsohlenreflex links auf der rechten Seite ein positiver Babinski-Reflex mit Spreizphänomen der Zehen nachweisbar. Die Muskeleigenreflexe allerdings waren symmetrisch und nicht gesteigert. Bei nicht sicher veränderter Berührungsempfindung fand sich links (sic) im Reithosenbereich entsprechend den Segmenten von S1 abwärts eine sichere dissoziierte Störung der Sensibilität, die beim Prüfen der Temperaturerkennung mit kleinen Flächen konstant nachweisbar war. Auf der rechten Seite bestand tadelloses Temperaturerkennen. Der Gang war nicht spastisch, Fußspitzen- und Hackengang waren beidseits gut durchführbar. Bei der Rektaluntersuchung – abgesehen von belanglosen Hämorrhoiden – war der Tonus des M. sphincter ani externus deutlich erhöht und der Analreflex konnte nicht sicher ausgelöst werden. In der Ampulle befand sich viel Stuhl.

Ein derart akutes Geschehen musste entweder mechanischer oder vaskulärer Natur sein. Bei der damals 73-jährigen Patientin – u.a. ließ eine MRT eine mechanische Ursache am Rückenmark oder an den Nervenwurzeln ausschließen – kam nur eine Ischämie des Rückenmarks in Frage. Die Untersuchungsbefunde 1 Jahr später mit einem rechtsseitig sicher positiven Babinski-Reflex und einer linksseitig dissoziierten Sensibilitätsstörung vom Segment S1 abwärts deuteten auf eine **kleine Ischämie im Bereich des untersten Lumbalmarks auf der rechten Seite** hin. Die Ischämie war offensichtlich so klein, dass sie auch rückblickend in den konventionellen MRT-Bildern (ohne Kontrastmittel) nicht sichtbar war. Da der nachträgliche Beweis durch eine erneute MRT-Untersuchung mit Kontrastmittel keinerlei therapeutische Konsequenzen gehabt hätte, wurde darauf verzichtet. Die Patientin wurde bereits aus anderen Gründen antikoaguliert, und somit war eine vertretbare Therapie zur Vermeidung erneuter Ischämieschübe bereits eingeleitet. Frau G. wird ein Leben lang Aggregationshemmer einnehmen müssen.

FAZIT

Eine akute Lähmung bei einem 73-jährigen Patienten ist stets verdächtig auf eine Ischämie im Bereich des zentralen Nervensystems.

3 Gespräch mit einer plötzlich Ertaubten

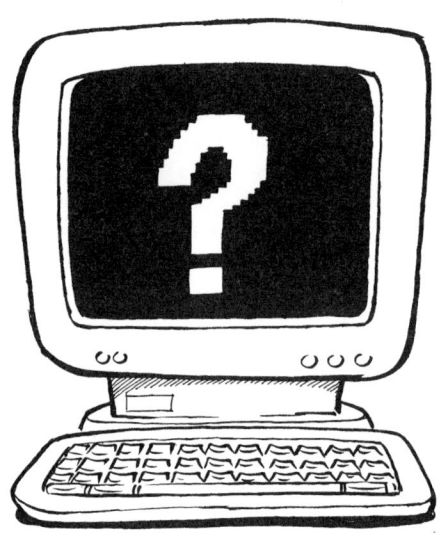

> Die Patientin ist ursprünglich Engländerin, lebte jedoch seit ihrem 25. Lebensjahr verheiratet in der Schweiz und sprach sehr gut Deutsch. Sie war früher im Wesentlichen gesund gewesen, hatte in der Administration des Architekturbüros ihres Gatten mitgewirkt und hatte 3 Kinder. Die Beziehung zu diesen war allerdings ausgesprochen schlecht, die Kinder hatten früh das Elternhaus verlassen und brachen den Kontakt mit den Eltern ab. Dies änderte sich auch nicht, als der Vater starb und die Mutter allein als Witwe zurückblieb. So vereinsamte sie immer mehr. Zusätzlich zu dieser belastenden Situation wurde bei ihr im Alter von 52 Jahren ein Tumor der rechten Brustdrüse festgestellt. Die operative Entfernung mit Ausräumung der befallenen Axillardrüsen erfolgte relativ spät, möglicherweise weil die Patientin, die die Geschwulst zwar selbst festgestellt hatte, sehr spät zum Arzt ging. Die histologische Diagnose ergab ein Carcinoma solidum simplex. Hormonrezeptoren wurden nicht festgestellt und eine Chemotherapie wurde nicht durchgeführt. Im Verlauf des folgenden Jahres ergaben Kontrollen keine Hinweise auf Metastasen. »

Rund 1½ Jahre nach der Operation stellten sich bei der Patientin für sie völlig ungewohnte diffuse Kopfschmerzen ein. Sie nahm Analgetika ein und suchte den Arzt nicht auf. Nach rund 14 Tagen bei zunehmender Häufigkeit und Intensität des diffusen Kopfschmerzes bemerkte sie während eines Telefongesprächs, dass sie auf der linken Seite nichts mehr hörte. Sie meldete sich selbst beim Ohrenarzt an, der sie am folgenden Tag sah. Dr. N. stellte audiometrisch eine vollständige Ertaubung links, jedoch auch eine hochgradige Schwerhörigkeit rechts fest, die so gut wie alle Frequenzen betraf. Er wies die Patientin, die weiterhin zunehmende Kopfschmerzen hatte, in eine neurologische Klinik ein.

In der Klinik ergab die Lumbalpunktion nebst einem erhöhten Liquordruck von 22 cm Wassersäule und einem Gesamteiweiß, das mit 0,8 g/l ebenfalls erhöht war, v.a. 500 Zellen pro mm³. Die zytologische Untersuchung zeigte, dass es sich ganz vorwiegend um Verbände von Karzinomzellen handelte. Knochenszintigraphisch ließen sich Metastasen in der Schädelbasis, in 2 Wirbeln und im Lungenröntgenbild auch Lungenmetastasen nachweisen. Die Patientin war inzwischen vollständig ertaubt. Die Diagnose einer **Meningeosis carcinomatosa** mit sehr schlechter Prognose war innerhalb weniger Tage völlig klar und eindeutig und die dramatische Schwere des Krankheitsbildes evident. Die Überlebenschancen der Patientin betrugen nur wenige Wochen.

Die Verständigung mit der Patientin geschah zunächst durch das Vorlegen schriftlicher Fragen. Man informierte sich durch Rücksprache mit dem Hausarzt und Rückgriff auf die Krankengeschichte im Rahmen der seinerzeitigen Brustkrebsbehandlung im gleichen Krankenhaus. Es ging nun aber v.a. darum, mit der Patientin die Sachlage zu besprechen. Es war nötig, hier differenziert die Situation darzulegen, und dies nicht nur als Information, sondern als Teil eines eigentlichen Gesprächs zu gestalten. Die Patientin musste auch die Möglichkeit haben, an dem „Gespräch" aktiv teilzunehmen. An einem stillen Sonntagmorgen setzten sich Dr. K. und die Patientin vor den PC des Arztes. Auf dessen Bildschirm erschienen schriftlich die vom Arzt formulierten Hinweise und Erklärungen. Die Patientin, die zwar nichts hörte, jedoch sowohl verstand als auch denken und sprechen konnte, formulierte ihre Antworten bzw. Zusatzfragen mündlich. So entwickelte sich im Laufe von 2 Stunden eine Form der Kommunikation, die sich als durchaus differenziert und in die Details gehend erwies. Von einer Datenbank wurden auf Wunsch der Patientin auch Zusammenfassungen von Publikationen über die Meningeosis carcinomatosa heruntergeladen. Sie erhielt Informationen über die Chancen und Grenzen der intrathekalen Methotrexat-Behandlung. So entschied sich die Patientin schließlich, auf jegliche Therapie zu verzichten und flog 3 Tage später in ihr Heimatland zu einer Schwester und deren Familie zurück.

FAZIT

Auch wenn ungewöhnliche Wege gesucht werden müssen, darf niemals auf eine möglichst umfassende Kommunikation mit dem Patienten verzichtet werden.

4 Akute Ischialgie rechts bei Diskushernie?

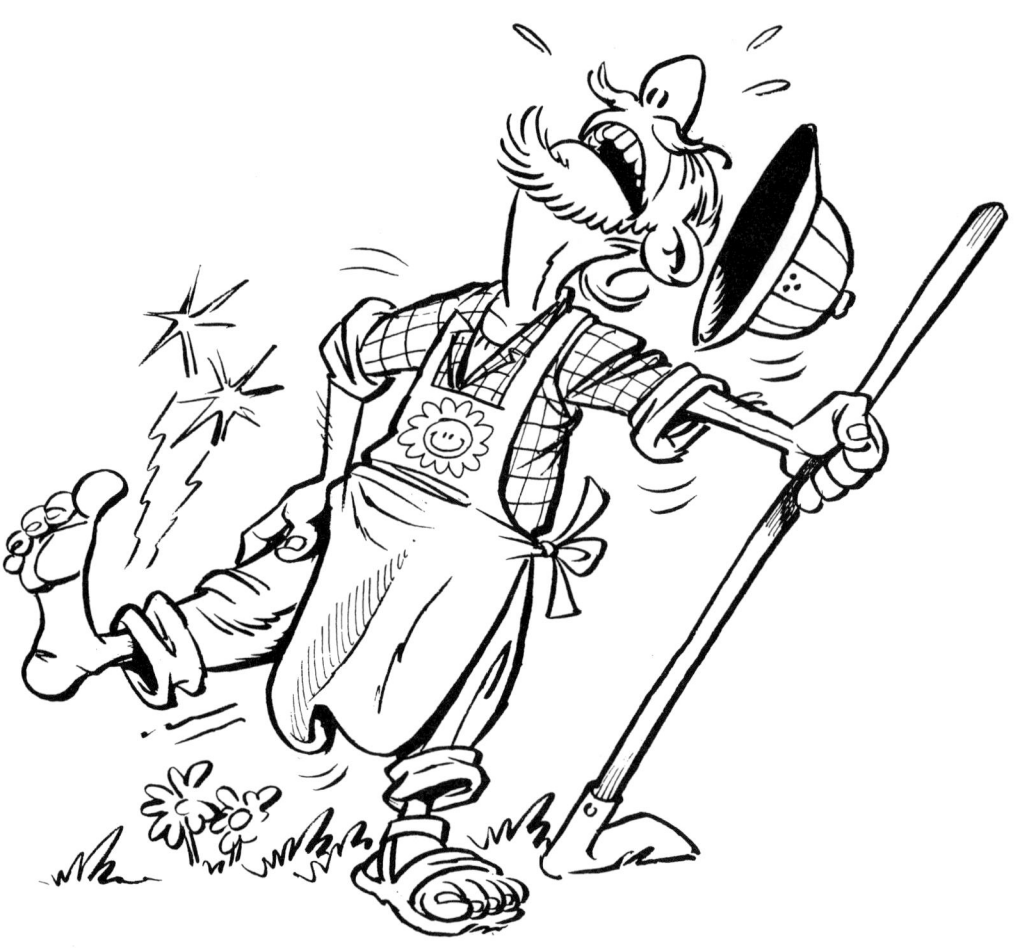

Der Patient war ein engagierter Arzt, der sehr viele Jahre seines Lebens als Missionsarzt in Afrika gewirkt hatte. Mit 65 Jahren trat er in den Ruhestand und zog sich in seinen Heimatkanton im Schweizer Mittelland zurück. Hier lebte er verwitwet in dem von seinen Eltern geerbten kleinen Haus und widmete sich seinem Gemüsegarten sowie dem Schreiben seiner faszinierenden Memoiren. Vor einigen Jahren war ein Diabetes mellitus festgestellt worden, der mit Diät und einem oralen Antidiabetikum behandelt wurde. Der Missionsarzt war inzwischen 70 Jahre alt geworden.

Eines Tages stellten sich bei dem Patienten ohne erkennbare auslösende Ursache, ohne Sturz oder Verhebetrauma akute Schmerzen im rechten Bein ein. Er beschrieb sie als einschießende Schmerzen, die völlig unerwartet und schwer lokalisierbar das rechte Bein ergriffen und derart intensiv waren, dass er das Bein schmerzhaft in eine Streckstellung versetzen musste. Im Verlauf weniger Stunden nahmen die Schmerzen derart an Intensität zu, dass er schließlich um 23.00 Uhr den praktizierenden Kollegen seines Wohnorts, Dr. N., kommen ließ und diesem bereits die Diagnose einer akuten lumbalen Diskushernie nahelegte. Dr. N. stellte bei der Untersuchung fest, dass die Lendenwirbelsäule eine leichte Skoliose und eine abgeflachte Lendenlordose aufwies. Dies sei nach Aussage seines Patienten jedoch schon immer der Fall gewesen. Auch fehlten beidseits die Achillessehnenreflexe (ASR), was allerdings bei dem seit mehr als 5 Jahren bekannten Diabetes mellitus nicht verwunderlich war. Wähend das linke Bein frei bewegt werden konnte und hier das Lasègue-Zeichen negativ war, konnte Dr. N. am rechten Bein während seiner Untersuchung Folgendes beobachten: Der Patient streckte das rechte Bein plötzlich schmerzhaft verkrampft und flektierte den rechten Fuß. Nun konnte der Arzt das rechte Bein praktisch nicht mehr von der Unterlage abheben und der Patient konnte den rechten Fuß nicht dorsal extendieren. Dem Hausarzt fiel auf, dass der Kranke eine schmierig belegte handtellergroße Schürfwunde über dem rechten Fußrücken aufwies. Sein Patient berichtete ihm, dass dies auf das Tragen ungünstiger Sandalen

ohne Strümpfe bei der Gartenarbeit zurückzuführen sei. Dr. N. wies seinen Patienten in der gleichen Nacht notfallmäßig in eine neurologische Klinik ein mit der Diagnose einer ätiologisch nicht geklärten akuten Beinlähmung rechts.

In der Klinik fielen einerseits die gleichen Befunde auf, wie sie Dr. N. auch schon erhoben hatte. Eindrücklich war allerdings, dass außerhalb der akuten schmerzhaften Streckspasmen des rechten Beines an demselben – abgesehen von den weiterhin fehlenden ASR und einem distal beidseits verkürzten Vibrationssinn – keinerlei pathologische Befunde, also auch kein positives Lasègue-Zeichen und keine Fußheberlähmung nachweisbar waren.

Auf die Frage, wann er die letzte Tetanus-Schutzimpfung gehabt habe, antwortete der etwas kauzige Tropenrückkehrer, er sei in seinem Leben schon mit so vielen Krankheitserregern in Kontakt gekommen, dass er wohl gegen sämtliche existierende Krankheiten gefeit sei und somit seit mindestens 30 Jahren keine Tetanusschutzimpfung mehr erhalten habe. Noch bevor in der schmierigen Wunde, die sich der Patient bei der Gartenarbeit am rechten Fußrücken zugezogen hatte, das *Clostridium tetani* und im Serum die entsprechenden Antikörper nachgewiesen wurden, wurde mit der Diagnose eines **lokalen Tetanus** nach Exzision und Reinigung der Wunde in der gleichen Nacht die klassische Therapie des lokalen Tetanus des rechten Beines mit Tetanus-Anti-Serum eingeleitet. Der Patient war nach wenigen Tagen beschwerdefrei. Auf eine Computertomographie (CT) der Wirbelsäule wurde verzichtet.

FAZIT

Akute Beinschmerzen sind zwar häufig – jedoch keineswegs immer – Ausdruck einer lumbalen Diskushernie.

Erster Schub einer multiplen Sklerose bei 60-Jährigem?

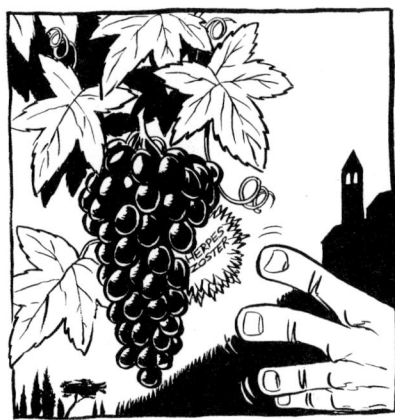

Herr O. wurde ursprünglich als Grafiker ausgebildet und war zunächst Partner, dann Inhaber einer PR-Firma. In dieser Branche war er außerordentlich erfolgreich und entsprechend wohlhabend. Stress und zu wenig Zeit für die Familie mochten mitverantwortlich für die Scheidung einer ersten Ehe sein. Sie könnten auch mitverantwortlich sein für ein im Alter von 30 Jahren entstandenes und seit etwa 3 Jahren Beschwerden verursachendes Magenulkus, das konservativ, jedoch erfolgreich behandelt wurde. Vor rund 20 Jahren manifestierten sich Lumbalgien und eine Ischialgie links sowie gelegentlich auch ein akuter Tortikollis, jedoch ohne ausstrahlende Schmerzsensationen in die Arme. Herr O. zog sich dann mit etwa 55 Jahren als sehr wohlhabender Mann auf einen großen Landsitz, den er in der Toskana erworben hatte, zurück und widmete sich dort dem Weinbau. Zusammen mit der aus der Gegend stammenden zweiten Gattin führte er ein behagliches Leben und malte Bilder von seiner neuen Heimat. Übrigens rauchte er lediglich bis zu seinem 30. Lebensjahr etwa 20 Zigaretten täglich, seither aber nicht mehr. Alkoholabusus bestand nicht und überhaupt achtete er in letzter Zeit sehr auf eine gesunde Lebensweise.

An einem Herbsttag, als er bereits 59 Jahre alt war, half Herr O. bei der Weinernte auf seinem Landgut mit. Hierbei zog er sich eine schmerzhafte Quetschung an 2 Fingern der linken Hand zu. Etwa 2 oder 3 Tage später traten dann ziehende Schmerzen im Bereich des linken Arms auf, und rund 5 Tage nach der Verletzung bemerkte er einen streifenförmig am linken Arm verteilten Ausschlag mit Rötung und Bläschen, der stark schmerzte. Die Verteilung des Ausschlags war an Schulter und Nacken sowie an der Rückseite des linken Oberarms. Zugleich mit der schmerzhaften Hauteruption bemerkte er auch eine gewisse Schwäche des linken Arms. Er suchte einen Arzt in Siena auf, der ihm eine Tetanus-„Injection de rappel" verabreichte. Da die Schmerzen noch über Wochen persistierten und auch die Schwäche des linken Arms nicht besser wurde, fuhr er in die Schweiz zurück, wo er in einer Universitätsklinik untersucht wurde. In dieser Klinik fielen ein Fehlen des linken Bizepssehnenreflexes sowie beider ASR und eine distal betonte Verminderung des Berührungs- und Vibrationssinnes an den unteren Extremitäten auf. In der MR-Untersuchung der Halswirbelsäule war eine intramedulläre Signalanomalie von C3–C7 mit randständiger Kontrastmittelanreicherung zu sehen. Der Liquor wies eine Pleozytose von 14 Zellen ohne Eiweißerhöhung oder oligoklonale Zonierung auf. Noch während dieses Klinikaufenthalts, etwa 3 Wochen nach dem Ausschlag am linken Arm, gesellte sich noch eine diffuse Schwäche der unteren Extremitäten hinzu, wobei der Patient immerhin noch gehfähig blieb. Man ließ die ätiologische Diagnose offen.

Trotz einer Behandlung mit Zovirax 10 Tage lang und anschließend mit Cortison erholte sich der Patient nur partiell: Er litt weiterhin an einer deutlichen Schwäche beim Gehen sowie an Missempfindungen sowohl der oberen Extremitäten, links betont, als auch der unteren Extremitäten. Er suchte deshalb im Frühjahr 96, rund 5 Monate nach der

Ersterkrankung eine andere Universitätsklinik auf, diesmal eine neurochirurgische Klinik. Eine MRT mit Gadoliniumgabe bestätigte die Signalanomalie im Halsmark, die von der Oberkante von C3 bis zur Unterkante von C7 reichte und eine Hyperintensität im T2-gewichteten Bild zeigte, wobei randständig wiederum eine Kontrastmittelanreicherung auffiel. Man riet zur operativen Exploration, wozu der Patient sich allerdings erst entschied, als zusätzlich zu den bisherigen Symptomen nun auch ein typisches Nackenbeugezeichen mit elektrisierenden Sensationen beim Neigen des Kopfes nach vorn in alle 4 Extremitäten aufgetreten war.

Der 6 Monate nach dem Beschwerdebild durchgeführte, explorative Eingriff beschränkte sich auf die Exzision zweier winziger Biopsate, wobei die histologische Untersuchung derselben kein Tumorgewebe ergab. Aufgrund fokaler lymphozytärer Infiltrationen und von Myelinverlust schloss man auf einen entzündlichen, evtl. demyelinisierenden Prozess. Wegen der letzteren histologischen Angabe wies man den Patienten auch auf die Möglichkeit einer multiplen Sklerose hin. Allerdings hatte eine MRT des Schädels keine anderen Herde ergeben und wie der Patient wiederholt versicherte, hatte er früher nie irgendwelche vorübergehenden neurologischen Ausfälle, Sehstörungen oder Doppelbilder. Eine andere universitäre Institution fügte zu den Befunden noch das Vorhandensein diskreter Zeichen einer vermutlich primär axonalen Polyneuropathie aufgrund der elektrodiagnostischen Befunde hinzu und aufgrund verzögerter motorisch-evozierter Potenziale auch eine Läsion der Pyramidenbahnen oberhalb des Segments C7. Auf diese Situation reagierte der Patient mit Depressionen und Angstattacken, was zu einem psychosomatischen Konsilium führte. Antidepressiva und Antispastika wurden verabreicht und es wurde auch eine stützende Psychotherapie appliziert. Dennoch litt der Patient weiterhin an Unsicherheit beim Gehen und einer Schwäche der Beine beim Treppensteigen, sodass er zeitweise einen Stock benutzte. Weiterhin störten ihn brennende Missempfindungen an beiden Füßen sowie auch an den Händen und Fingern. Erst später und nach ausdrücklichem Befragen erwähnte er, dass er neben einem von Anfang an bestehenden imperativen Harndrang auch an einer vollständigen, früher nicht vorhandenen Impotenz litt.

Eine neurologische Untersuchung durch Dr. K. 4 Jahre nach Beginn der Beschwerden und $3^1/_2$ Jahre nach dem operativen Eingriff an der Halswirbelsäule ergab Folgendes: keine Anomalien im Bereich der Hirnnerven und keine Auslösung eines Nackenbeugezeichens bei Flexion des Kopfes nach vorn; an den oberen Extremitäten bei Rechtshändigkeit eine diskrete Hypotrophie der gesamten Muskulatur des linken Arms, jedoch ohne fokale Prädilektion und ohne signifikante motorische Schwäche. Lediglich der Bizepsreflex konnte beidseits ausgelöst werden, die übrigen Reflexe fehlten. Die Sensibilität für Vibration war zwar am Schlüsselbein und am Processus styloides radii erhalten, an den übrigen Teilen der Hände aber war sie beidseits aufgehoben. Die Tastempfindung war vermindert, sodass Mühe beim Erkennen von Münzen bestand und das Zahlenerkennen an den Fingerkuppen unsicher war. An den unteren Extremitäten bestand keine erkennbare Parese und keine Tonusanomalie. Während der Patellarsehnenreflex (PSR) auslösbar war, fehlten beide ASR. Der Babinski-Reflex war mit Sicherheit beidseits positiv. Im Knie-Hacke-Versuch bestand beidseits eine deutliche Unsicherheit. Distal war an den Füßen die Berührungsempfindung reduziert und das Zahlenerkennen an der Großzehe inkonstant möglich. Der Vibrationssinn war vom Knöchel abwärts aufgehoben. Das Gehen erfolgte mit etwas verbreiterter Standfläche, leicht ataktisch, jedoch nicht spastisch. Treppensteigen war zur Zeit ohne Stock möglich.

Im Rückblick konnte die Situation nun eindeutiger beurteilt werden: Herr O. hatte – möglicherweise ausgelöst durch die Verletzung eines Fingers der linken Hand – einen **Herpes zoster im Bereich der Segmente C6 oder C7 links** durchgemacht. Es war zusätzlich zu den kutanen Symptomen auch zu einer **Polyradikulitis** und v.a. zu einer **fokalen Myelitis des Halsmarks** gekommen. Im Wesentlichen blieb das Zustandsbild stationär. Eine progrediente oder gar schubweise autoimmunbedingte demyelinisierende Erkrankung lag mit Sicherheit nicht vor. Die hier vorgelegten Komplikationen des Zosters sind zwar selten, müssen jedoch gerade bei älteren Menschen beim Auftreten neurologischer Symptome im Anschluss an eine Bläscheneruption der Haut immer erwogen werden.

FAZIT

Bei einem 60-jährigen Patienten ist eine fokale Veränderung im MRT wahrscheinlich keine multiple Sklerose, sondern eine andere Affektion.

Bei akutem Beginn und bei später fehlender Progression liegt auch kaum ein Tumor vor.

6 Welche halbseitigen Kopfschmerzen?

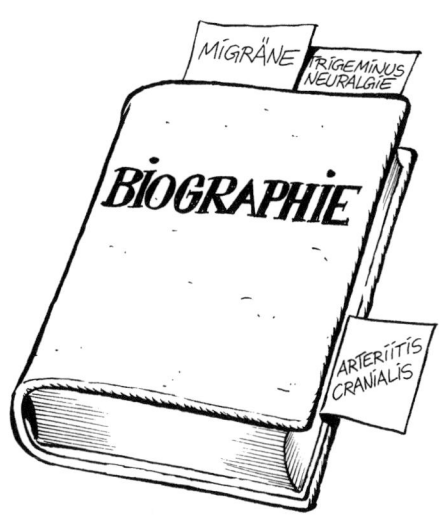

Die in der Jugend als Büroangestellte tätige Frau F. war später nicht mehr berufstätig, sondern betreute ihre Familie. Nach dem Tod ihres Mannes verwaltete sie sein nicht unbeachtliches Vermögen mit Umsicht und Geschick. Sie war im Wesentlichen gesund, bis auf häufige Kopfschmerzattacken, an denen im Übrigen bereits ihre Mutter ein Leben lang gelitten hatte. Etwa seit ihrem 17. Lebensjahr hatte sie Episoden intensiver Kopfschmerzen. Sie erinnert sich, dass sie in der Schulzeit diffuse, aber intensive Kopfschmerzen hatte, manchmal auch Übelkeit verspürte und selten auch erbrach. Diese Kopfschmerzepisoden traten nur alle paar Monate in Erscheinung und zwangen sie nur ausnahmsweise einmal, von der Schule fern zu bleiben. Später in ihrer Lehre und am Anfang ihrer Berufstätigkeit nahmen dann die Kopfschmerzen einen etwas anderen Charakter an: Sie betrafen meist eine Kopfseite, am häufigsten die linke, aber auf Befragen bestätigte sie, dass gelegentlich der Schmerz auch rechts im Kopf lokalisiert war. Er hatte sein Maximum oft im Schläfenbereich, ergriff dann aber die ganze entsprechende Seite des Kopfes und war so

gut wie immer von Übelkeit, häufig von Erbrechen sowie auch immer von Lichtscheu und Lärmempfindlichkeit begleitet. Frau F. musste sich dann in ein verdunkeltes Zimmer zurückziehen und die Schmerzen klangen meist erst nach dem Nachtschlaf ab. Regelmäßig auslösende Faktoren konnte sie nicht angeben. Die Häufigkeit der Schmerzattacken nahm etwa bis zu ihrem 30. Lebensjahr zu, und sie hatte dann bis zu etwa dreimal monatlich Kopfschmerzen. Während ihrer 2 Schwangerschaften war sie übrigens frei von Kopfschmerzen, musste jedoch enttäuscht nach jeder Niederkunft feststellen, dass sich erneut halbseitige Kopfschmerzen einstellten. Erst etwa mit der Menopause – so gegen das 48. Lebensjahr – wurden dann die Kopfschmerzen seltener und traten nur noch ausnahmsweise einmal und meist in milderer Form wieder auf. Sie war wegen der Kopfschmerzen nie zum Arzt gegangen, sondern hatte diese jeweils mit einem Aspirin oder einem anderen Schmerzmittel bekämpft. Zweifellos litt Frau F. an einer echten Migräne.

Ausgerechnet an ihrem 62. Geburtstag erlebte die Patientin zum ersten Mal wieder eine Attacke intensiver linksseitiger Kopfschmerzen. Diesmal hatte der Schmerz allerdings einen ganz anderen Charakter: Sie hatte wiederum linksseitige Schmerzen, jedoch waren die Schmerzen im Bereich des Unterkiefers etwa dem Eckzahn entsprechend lokalisiert und dauerten nur den Bruchteil einer Minute. Es war, wie wenn ein Messer in diese Zone ihres Gesichts hineingestochen worden wäre. Nach Abklingen dieses blitzartigen, fast unerträglichen Schmerzes war sie dann wieder vollständig beschwerdefrei. In den folgenden Tagen wiederholten sich diese Schmerzen, nahmen an Häufigkeit zu, traten dann schließlich mehrmals täglich in Erscheinung, und sie merkte, dass sie die Schmerzen durch Reden, Essen und auch durch Zähne putzen auslösen konnte. Nie war eine andere Zone als die vorher beschriebene von diesem akuten blitzartigen, intensiven Schmerz betroffen. Die Schmerzintensität war derart groß, dass sie nunmehr ihren Hausarzt aufsuchte, der sie einem Neurologen zuwies.

Der Neurologe Dr. K. bestätigte Frau F., was der Hausarzt bereits vermutet hatte: Während sie früher in ihrer Jugend an einer typischen Migräne litt, hatte sie nunmehr eine **Trigeminusneuralgie im 3. Ast links**. Der Neurologe hatte sie sorgfältig untersucht und keine pathologischen Befunde erhoben. Auf ihr Drängen hin wurde auch noch eine MR-Untersuchung des Schädels durchgeführt, die ebenfalls keine pathologischen Befunde ergab. Es wurde ihr Carbamazepin verschrieben, das sie in sehr langsam steigender Dosierung nahm. Als sie nach 5 Tagen die Dosis von 600 mg täglich erreicht hatte, war sie vollständig beschwerdefrei. Nach 2 Monaten versuchte sie, die Therapie abzusetzen, worauf sich dann allerdings die Schmerzattacken wieder einstellten. Die erneute Aufnahme der Carbamazepinbehandlung brachte wiederum bei einer Dosis von 600 mg zunächst während weiterer 3 Monate vollständige Beschwerdefreiheit. Trotz weiterer Einnahme des Medikaments stellten sich die Schmerzattacken wieder ein. Eine Dosissteigerung scheiterte am Auftreten von Schwindelsensationen und großer Müdigkeit. Schließlich wurde sie vom Neurochirurgen mittels perkutaner Elektrokoagulation des Ganglion gasseri durch das Foramen ovale operativ erfolgreich behandelt. Nach der operativen Intervention war sie vollständig beschwerdefrei und blieb es auch ca. 5 Jahre.

5 Jahre später – Frau F. war inzwischen 67 Jahre alt und mittlerweile Insassin eines Altersheims – erkrankte sie an etwas, das sie selbst zunächst als Grippe interpretierte: Sie fühlte sich müde, hatte keinen rechten Appetit, stellte selbst subfebrile Temperaturen um 37,8 °C fest und bemerkte einige Tage später nicht ganz konstante und zunächst durchaus erträgliche linksseitige Kopfschmerzen. Im Laufe weniger Tage allerdings nahmen diese einerseits an Intensität zu, andererseits waren sie nunmehr dauernd mehr oder weniger intensiv vorhanden und wurden immer stärker. Frau F. wollte den Hausarzt zuziehen, der jedoch im Urlaub weilte, sodass sie deshalb seinen Vertreter konsultierte. Diesem berichtete sie über ihre frühere Migräneanamnese und auch über die schließlich operativ behandelte Trigeminusneuralgie auf der linken Seite. Dr. N., ein erfahrener Allgemeinarzt, zweifelte an der Diagnose eines Rezidivs der Trigeminusneuralgie im Anschluss an die Grippe. Immer noch hatte seine Patientin etwas Fieber, der Schmerz war nicht mehr im Bereich des Unterkiefers lokalisiert, sondern Frau F. empfand den Schmerz ausdrücklich im Schläfen- und Augenbereich. Er stellte fest, dass bei der Palpation die linke A. temporalis superficialis druckempfindlich war und dass bei der Blutuntersuchung eine leichte Leukozytose von 9000 vorlag, die Blutsenkung 72 mm in der ersten Stunde betrug und das C-reaktive Protein (CRP) mit 180 stark erhöht war. Vorsichtshalber konsultierte er telefonisch auch noch den früher behandelnden Neurologen Dr. K., der seine vermutete Diagnose – eine **Arteriitis temporalis,** eine Riesenzellarteriitis – bestätigte. Noch am gleichen Tag wurde die Behandlung mit zunächst 75 mg Prednison täglich 1 Woche lang begonnen. Schon nach 3 Tagen waren die Kopfschmerzen verschwunden, die Blutsenkung war von 72 auf 40 in der ersten Stunde zurückgegangen, das CRP auf 120 gesunken. Die Prednison-Dosis wurde während einer weiteren Woche auf 50 mg reduziert, dann auf eine Erhaltungsdosis von 20 mg jeden 2. Tag. Regelmäßig wurde die Senkung kontrolliert, und die Patientin blieb über die nächsten Monate beschwerdefrei. Nach insgesamt 6 Monaten wurde versucht, das Prednison abzusetzen. Wegen eines Wiederanstiegs der Senkung musste dann allerdings erneut für weitere 6 Monate die Cortisontherapie durchgeführt werden und konnte dann ohne erneute Symptome oder Senkungsanstieg ganz abgesetzt werden.

FAZIT

Halbseitige Kopfschmerzen können ausnahmsweise einmal beim gleichen Patienten im Laufe des Lebens verschiedene Ursachen haben, im vorliegenden Fall zunächst eine echte Migräne, dann eine Trigeminusneuralgie im 3. Ast und schließlich eine Arteriitis cranialis.

7 Darf man dieses Risiko eingehen?

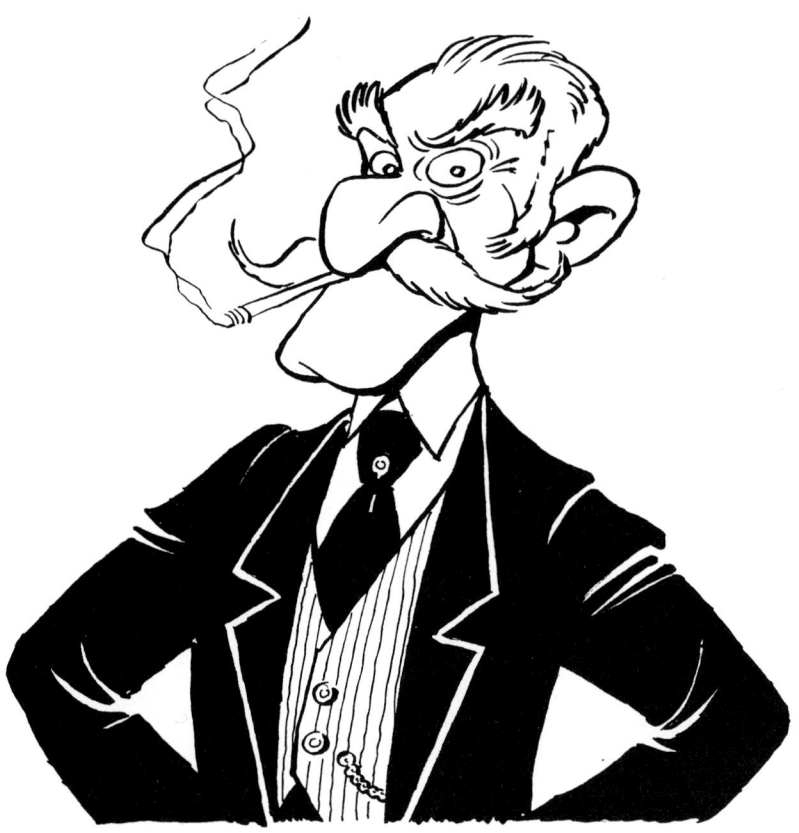

Der Patient lebte in einer spanischen Provinz und hatte sich dank Intelligenz und Tatkraft aus bescheidensten bäuerlichen Verhältnissen, gefördert durch einen Bauboom seiner Heimatregion, zum größten Bauunternehmer der Region entwickelt. Er war steinreich, hatte großen politischen Einfluss gewonnen und herrschte noch mit über 70 Jahren über ein gewaltiges Imperium der Baubranche in paternalistisch-tyrannischer Manier. Schon im mittleren Lebensalter waren Hämaturien aufgefallen und die weitere, z. T. im Ausland erfolgte Abklärung ergab eine Zystenniere beidseits, eine verstärkte trabekuläre Zeichnung der Blase und eine Varikosis derselben. Einmal wurde eine Hämoptoe beobachtet. Eine arterielle Hypertonie wurde im Alter von 50 Jahren festgestellt und locker behandelt. Dies hinderte den Patienten nicht, wie schon von Jugend an rund 40 Zigaretten pro Tag zu rauchen.

In seinem 73. Lebensjahr traten bei dem rechtshändigen Patienten erstmals Episoden von motorischer Aphasie auf, die jeweils mehrere Minuten bis zu 1 h dauern konnten und sich an 2 aneinander folgenden Tagen insgesamt 4-mal wiederholten. Er wurde sofort mit Aggregationshemmern, 3 × 75 mg Persantin sowie Acetylsalicylsäure 500 mg täglich, behandelt. Der Hämatokrit von 50 wurde mit Infusionen auf 42 gesenkt. Dennoch wiederholten sich die erwähnten Episoden, wurden häufiger und traten bis zu 5-mal am Tag auf, dauerten auch zunehmend länger und 5 Tage nach der ersten Episode erschien der Patient zeitweise auch etwas benommen. Während eines solchen anfallsartigen Geschehens befolgte er zwar einfache Aufforderungen richtig, kompliziertere jedoch nicht. Er war in seinen Reaktionen verlangsamt. Nur vereinzelte Worte konnte er verständlich sagen, aber nicht im Zusammenhang ganze Sätze formulieren. Gegenstände benannte er paraphasisch. Es waren keine Strömungsgeräusche an den Halsgefäßen und eine geringe Fazialisschwäche im Mundbereich rechts festzustellen. An den Extremitäten zeigten sich keine erkennbare Parese, keine Tonusanomalie, keine Reflexdifferenzen und ein negativer Babinski-Reflex. 2 CT-Untersuchungen waren unauffällig, ein EEG während eines „Anfalls" zeigte keine Epilepsiepotenziale. Eine MRT-Untersuchung stand zu jener Zeit nicht zur Verfügung. Die Durchführung einer zerebralen Angiographie verweigerten der Patient und die Familie, nachdem sie auf das allgemeine Komplikationsrisiko hingewiesen wurden.

Die anfallsartigen Episoden des 73-jährigen Hypertonikers und extrem starken Rauchers, während denen keine epilepsieverdächtigen Veränderungen im EEG feststellbar waren, wurden als **transiente ischämische Attacken mit kurz andauernden Ischämien im Bereich eines Mediaastes links** interpretiert. Die sofort eingeleitete Behandlung mit Aggregationshemmern blieb erfolglos. Eine volle Antikoagulation war im Hinblick auf die Zystenniere, die Hämaturien und die einmalige Hämoptoe in der Vorgeschichte mit zusätzlichen Risiken behaftet.

Der Neurologe Dr. K. wurde zugezogen. Er bestätigte die Befunde und die diagnostische Interpretation der spanischen Kollegen. Er vertrat die Ansicht, dass man sich in dieser Situation zur Antikoagulation entscheiden sollte, wollte man bei diesem noch aktiven Mann nicht eine dauernde Aphasie riskieren. Die Antikoagulation wurde mit Heparin eingeleitet und danach mit Cumarin über insgesamt 8 Monate fortgesetzt. Schon nach 2 Tagen wiederholten sich die aphasischen Episoden nicht mehr. Der Patient erholte sich vollständig. Sechs Monate später allerdings traten anfallsartige Bewusstseinsstörungen auf, begleitet von sinnlosen Automatismen. Während einer solchen Störung konnte dann als Korrelat im EEG ein epileptogener Fokus über dem linken Temporallappen nachgewiesen werden. Eine antiepileptische Behandlung zunächst mit Phenobarbital und später mit Carbamazepin brachte diese Anfälle unter Kontrolle. 12 Jahre nach den oben geschilderten akuten Geschehnissen hatte sich bei dem Patienten, der sich inzwischen vom Geschäftsleben zurückgezogen hatte, aber weiterhin dominant als Familienoberhaupt auftrat, eine leichte senile Psychose mit hypochondrischen Neigungen entwickelt.

FAZIT

Eine risikobehaftete Behandlung darf – nach entsprechender Aufklärung von Patient und Angehörigen – dann verantwortet werden, wenn die Nichtbehandlung das Risiko eines sehr gravierenden Dauerschadens birgt.

8 Multiple Herde im MRT – multiple Sklerose?

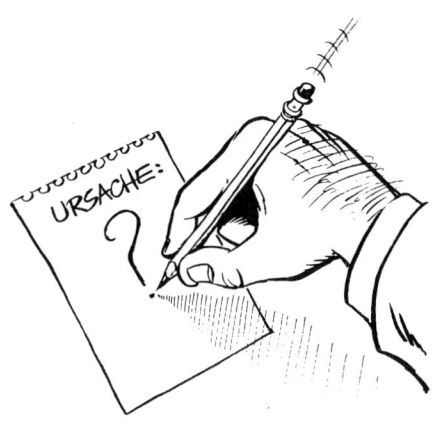

Familiär und persönlich wies der erfolgreiche Kaufmann Herr A. eine blande Vorgeschichte auf. Er hatte früher keine neurologischen Störungen, nie irgendwelche vorübergehenden Lähmungserscheinungen, Doppelbilder oder Sehstörungen. Er war im vorderen Orient aufgewachsen und lebte seit 10 Jahren in Zentraleuropa. Ob ein in der Kindheit auffallend häufiges Erbrechen, das auch in letzter Zeit gelegentlich bei Aufregungen auftrat, mit dem gegenwärtigen Leiden zusammenhing, erschien ungewiss.

Erstmals 1992 trat im Alter von 37 Jahren beim Duschen nach einem Sportanlass eine akute motorische Schwäche des linken Beines auf, sodass er es nicht mehr aus der Badewanne herausheben konnte und mit dem Arm nachhelfen musste. Er konnte allerdings noch stehen. Es zeigten sich keine Symptome vonseiten des linken Arms, keine Kopfschmerzen und keine Bewusstseinsstörungen. 10 min später war alles wieder in Ordnung. Erst einige Wochen später bemerkte er nach längerem Gehen eine Ermüdbarkeit des linken Beines, die auch in den folgenden Jahren bestehen blieb. Zwei Jahre später bemerkte er eine Schwäche des linken Arms. Drei Jahre später trat akut beim Schreiben eine Hemianopsie nach links auf. Nach 10 Minuten hatte sich die Störung vollständig zurückgebildet und noch am gleichen Tag fand der Augenarzt keine Ausfälle am Auge und am folgenden Tag auch einen normalen Gesichtsfeldbefund am Oktopus. Auch diesmal war kein Kopfweh vorhanden. Sieben Jahre nach der ersten Störung traten akut eine Parese von Bein und Arm links, die sich wiederum nach nicht ganz 1 Stunde besserte, aber keine Zuckungen auf. Abgesehen von diesen neurologischen Ausfällen hatte er 4 Jahre nach der ersten Beinlähmung kurzdauernd präkordiale Schmerzen.

Herr A. wurde vielfach neurologisch untersucht. Unter anderem wurden MRT-Bilder des Schädels angefertigt: Diese zeigten sowohl im Bereiche der Stammganglien als auch im Bereich der weißen Substanz, jedoch auch im Hirnstamm und im obersten Halsmark sehr kleine herdförmige Signalanomalien, die Gadolinium nicht anreicherten. Im Liquor wurde in 3 verschiedenen Proben ein einziges Mal eine oligoklonale Zonierung festgestellt. Klinisch zeigten sich neurologisch unauffällige Befunde im Bereich der Hirnnerven, jedoch ein erhöhter Beugertonus am linken Arm und Streckspastizität beidseits – links mehr als rechts – an den unteren Extremitäten. An allen 4 Extremitäten fanden sich pathologisch gesteigerte Muskeleigenreflexe und ein beidseits positiver Babinski-Reflex bei allseits intakter Sensibilität. Der Patient hatte einen paraspastischen Gang links mit Zirkumduktion.

Wegen des Verdachts auf multiple Sklerose holte Herr A. als Zweitmeinung die Ansicht des Neurologen Dr. K. ein. Dieser erhob die gleichen klinischen Untersuchungsbefunde wie seine Kollegen. Wohl hatte der Patient ein schubartig verlaufendes Leiden und wohl waren bei ihm auch verschiedene Systeme (motorisches und optisches System) durch die Krankheitsschübe betroffen. Des Weiteren wurden bei ihm multiple herdförmig verteilte Signalanomalien im Gehirn und Rückenmark nachgewiesen. Dennoch genügt dies aus folgenden Gründen nicht, um daraus die Diagnose einer multiplen Sklerose abzuleiten: Die Krankheitsschübe waren jeweils äußerst akut und von weniger als 1-stündiger Dauer. Die Lokalisation der Herde nicht nur in der weißen Substanz, sondern auch in den Stammganglien war für eine multiple Sklerose atypisch, ebenso ihr sehr kleines Ausmaß. Dies alles lässt keine andere Deutung als die von **multiplen vaskulär bedingten Mikroinfarkten des Gehirns (und des Rückenmarks)** zu.

Damit ist die Ätiologie nicht geklärt. Die weitere Abklärung umfasste die Suche nach einer kardialen oder vaskulären Emboliursache wegen des Erbrechens in der Kindheit, das als Laktatazidose interpretiert werden könnte oder – trotz des Fehlens einer klinischen Myopathie – auch als Melas-Syndrom. Die anschließend breit durchgeführte internistische und labormäßige Untersuchung brachte keine ätiologische Klärung.

FAZIT

Multiple Herde im MRT allein rechtfertigen niemals die Diagnose einer multiplen Sklerose.

9 Halbseitige Kopfschmerzattacken – Migräne?

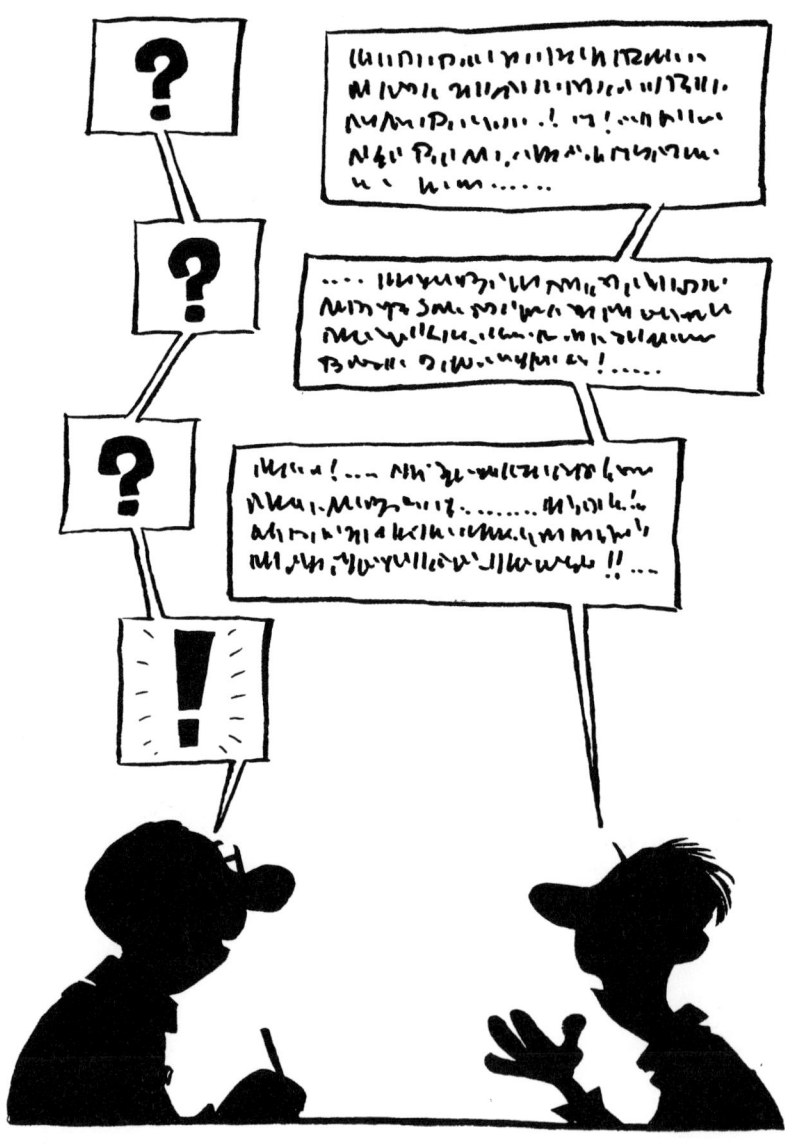

> **In der Familie leiden 2 von 8 Geschwistern an halbseitigen Kopfschmerzattacken. Der Patient selbst erlitt mit 20 Jahren ein Schädeltrauma links, das neurochirurgisch versorgt werden musste. Sonst war der gelernte Schreiner stets gesund und war u. a. ein bekannter Motocrossfahrer.**

Er bekam erst im Alter von etwa 33 Jahren Kopfschmerzen. Die damals erstmals aufgetretenen Attacken haben sich seither immer wieder, d. h. seit nunmehr etwa 31 Jahren in absolut stereotyper Art wiederholt. Jede Attacke beginnt zunächst mit einem dumpfen Druckgefühl hinter dem linken Ohr, das eine bis wenige Stunden andauert. Dieses geht dann in den eigentlichen, äußerst intensiven Kopfschmerz über, der wiederum vorwiegend retroaurikulär und ausnahmslos nur links lokalisiert ist. Der Kopfschmerz ist nicht selten von einem Augentränen begleitet, jedoch ist die Nasenatmung frei. Es tritt keine begleitende Übelkeit oder Erbrechen auf. Zeitweise hat er auch ein Flimmern vor den Augen, das keinem bestimmten Gesichtsfeld zugeordnet werden kann. Während dieser Kopfschmerzphase ist er unruhig, zieht sich nicht zurück, sondern hat im Gegenteil das Bedürfnis, aktiv zu sein. Die Attacke dauert ohne Therapie bis zu einem ganzen Tag. Er hat sich jedoch angewöhnt, 400–800 mg Ibuprofen einzunehmen, das recht gut wirkt. Die Häufigkeit der Attacken war anfänglich alle paar Monate. In den letzten Jahren jedoch traten die Anfälle mit fast absoluter Regelmäßigkeit jede Woche auf. Besonders oft setzen die Kopfschmerzen am Wochenende ein. Es konnte aber auch zeitlich eine Verschiebung eintreten, wobei auch dann wiederum der 7-tägige Rhythmus vorhanden war.

Bei der neurologischen Untersuchung konnten nur normale Befunde erhoben werden. Eine früher auswärts durchgeführte CT-Untersuchung war ebenfalls normal.

Die **differenzialdiagnostische Beurteilung** beruht wie so oft bei den Kopfschmerzen auf einer kritischen Wertung der Anamnese. Gegen eine gewöhnliche Migräne spricht manches: das erstmalige Auftreten erst im Alter von 33 Jahren, das Fehlen jeglicher Übelkeit, die Tatsache, dass er kein Ruhebedürfnis hat, sondern aktiv sein muss sowie der auffallende zeitliche Rhythmus von 7 Tagen. Auch die Lokalisation hinter dem Ohr ist ungewöhnlich. Gegen einen klassischen Clusterkopfschmerz – für den lediglich die Rötung des Auges und die konstante Linksseitigkeit ins Feld geführt werden könnten – sprechen die relative Seltenheit der Attacken sowie das Fehlen von längeren kopfschmerzenfreien Perioden (die allerdings beim chronischen Clusterkopfschmerz auch fehlen können). In Frage kommt entweder eines der gar nicht so seltenen Mischbilder zwischen Migräne und Clusterkopfschmerz oder aber die seltene **chronische paroxysmale Hemikranie**. Diese Kopfschmerzform ist häufig retroaurikulär lokalisiert und stets auf der gleichen Seite, allerdings nicht selten von kurzer Dauer. Sie spricht fast pathognomonisch auf Indometacin an.

Dem Patienten wurde Indometacin, 1 Kapsel à 50 mg, bei den Prodromi einzunehmen, verschrieben.

FAZIT

Auch bei halbseitigen Kopfschmerzen sollte – v. a. auch im Hinblick auf eine möglichst wirksame Therapie – eine genaue Auswertung der präzise erhobenen Anamnese vorgenommen werden.

10 Ulnarisparese links bei Luxation des Nervs aus dem Sulkus am Ellenbogen?

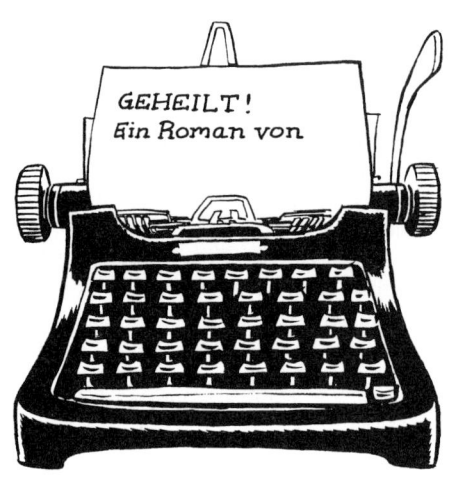

Herr A., Schriftsteller, hatte im Alter von rund 30 Jahren nach einem Unfall eine Fraktur des Schenkelhalses rechts erlitten, die konservativ behandelt wurde. Er war dann weitgehend beschwerdefrei bis zum Alter von ca. 65 Jahren. Dann allerdings traten zunehmend Beschwerden vonseiten des rechten Hüftgelenks auf. Aus diesem Grund wurde er nun – bald 73-jährig – mit einer Hüfttotalprothese rechts operativ behandelt. Der Eingriff gelang tadellos. Während des Aufenthalts in der orthopädischen Klinik hatte er keinerlei Beschwerden vonseiten der Hände.

3 Wochen nach dem Eingriff wurde der Patient zur Rehabilitation in eine Bäderklinik gewiesen und ging zu diesem Zeitpunkt an 2 Amerikanerstöcken. Diese hatten keine speziell gepolsterten Handgriffe und die Halterung für den Vorderarm ruhte am proximalen Vorderarm. Zu Beginn des Rehabilitationsaufenthalts bemerkte er nun erstmals beidseits an den Händen diffuse Schmerzen der ulnaren Handkante und eine Gefühlsstörung der ulnaren Finger beidseits, links ausgeprägter als rechts. Erst in der 2. Woche des Rehabilitationsaufenthalts machte ein Physiotherapeut ihn auf eine Atrophie der kleinen Handmuskeln aufmerksam und er selbst bemerkte eine zunehmend deutliche Gefühlsstörung der 2 ulnaren Finger auf der linken Seite. Eine neurologische Untersuchung ergab eine Leitungsverzögerung der motorischen Erregungsleitung im Bereiche des linken Ellenbogens auf 30 m/s, die sich allerdings 3 Wochen später auf 41 m/s gebessert hatte. Der Neurologe stellte des Weiteren eine beidseitige Luxation des Ulnarnervs aus dem Sulkus beim Beugen des Ellenbogens fest. Der Patient benutzte in der Zwischenzeit lediglich noch auf der linken Seite den Amerikanerstock. Es wurde nun eine Volarverlagerung des linken Ulnarnervs am Ellenbogen geplant.

Herr A., der außerdem auch koronare Beschwerden hatte, sträubte sich gegen den Eingriff. Er wünschte eine Zweitmeinung und wurde deswegen vom Hausarzt dem Neurologen Dr. K. zugewiesen. Die klinische Untersuchung ergab an den Hirnnerven keine Ausfälle, insbesondere kein Horner-Syndrom und keine Dolenz der Supraklavikulargrube. An den oberen Extremitäten des rechtshändigen Patienten ließ sich eine vollständige Luxation der Ulnarnerven beidseits feststellen, sodass bei flektiertem Ellenbogen der Nerv auf der Spitze des Epicondylus medialis zu liegen kam. Der Nerv erschien jedoch auf beiden Seiten keineswegs verdickt und nicht abnorm empfindlich. Es war keine Parese des M. flexor carpi ulnaris bzw. des tiefen Kopfes des M. flexor digitorum profundus links nachweisbar. An der linken Hand war eine deutliche Atrophie des Hypothenars sowie der Interossei und dementsprechend eine Krallenstellung besonders der zwei ulnaren Finger vorhanden. Die Parese dieser atrophischen Muskeln war allerdings keineswegs vollständig und das Froment-Zeichen wider Erwarten auf beiden Seiten höchstens angedeutet positiv. Während keine sichere aktive Kontraktion des M. abductor digiti minimi festgestellt werden konnte, war im Gegensatz dazu eine deutliche Kontraktion des M. palmaris brevis vorhanden, mit entsprechender grübchenförmiger Einziehung der Haut über dem linken Hypothenar. Die Sensibilität war am Handrücken und am Rücken der 2 ulnaren Finger vollständig intakt und volar fand sich nur an den 2 Endgliedern des Kleinfingers eine diskrete Hypästhesie.

Somit ließen die klinischen Befunde eine Läsion des Ulnarnervs auf Höhe des Ellenbogens links trotz des Vorhandenseins einer Luxation des Nervs ausschließen: Nicht nur waren die ulnarisinnervierten Muskeln am Vorderarm nicht betroffen, sondern der oben geschilderte Befund an der Hand ließ mit Sicherheit eine Schädigung des Nervs, insbesondere des Ramus profundus desselben an der Handwurzel annehmen: Der sehr weit proximal abgehende Ast zum M. palmaris brevis war intakt, der bereits am distalen Vorderarm abzweigende sensible Ast zum ulnaren Handrücken und zum Dorsum der zwei ulnaren Finger war ebenfalls nicht betroffen und die motorischen Ausfälle des Ramus volaris waren sehr viel deutlicher als der sensible Ausfall. Daraus musste mit Sicherheit eine **Schädigung des linken Ulnarnervs an der Handwurzel durch den Griff der Amerikanerstöcke**, von denen ja sehr bald nur noch der linksseitige benutzt wurde, abgeleitet werden. Daraus ergab sich aber auch prognostisch, dass bei Wegfall des lokalen Drucks (der Patient benötigte nun keine Stöcke mehr) die Druckeinwirkung aufhören und die Lähmung sich erholen werde. Tatsächlich war Herr A. 6 Monate später vollständig beschwerdefrei und die Funktion der linken Hand war wieder intakt, sodass er erneut mit seiner altmodischen Schreibmaschine schreiben konnte.

FAZIT

Zwar ist der Ulnarnerv am häufigsten auf Höhe des Ellenbogens lädiert. Dennoch müssen selbst beim Vorhandensein einer Anomalie an dieser Stelle in jedem Fall die Besonderheiten der Anamnese sowie alle Details der Untersuchungsbefunde sorgfältig berücksichtigt werden. Eine Leitungsverzögerung am Ellenbogen ist auch bei beschwerdefreien Patienten, insbesondere beim Vorhandensein einer Luxation eher die Regel als die Ausnahme.

Ist das Risiko nicht zu groß?

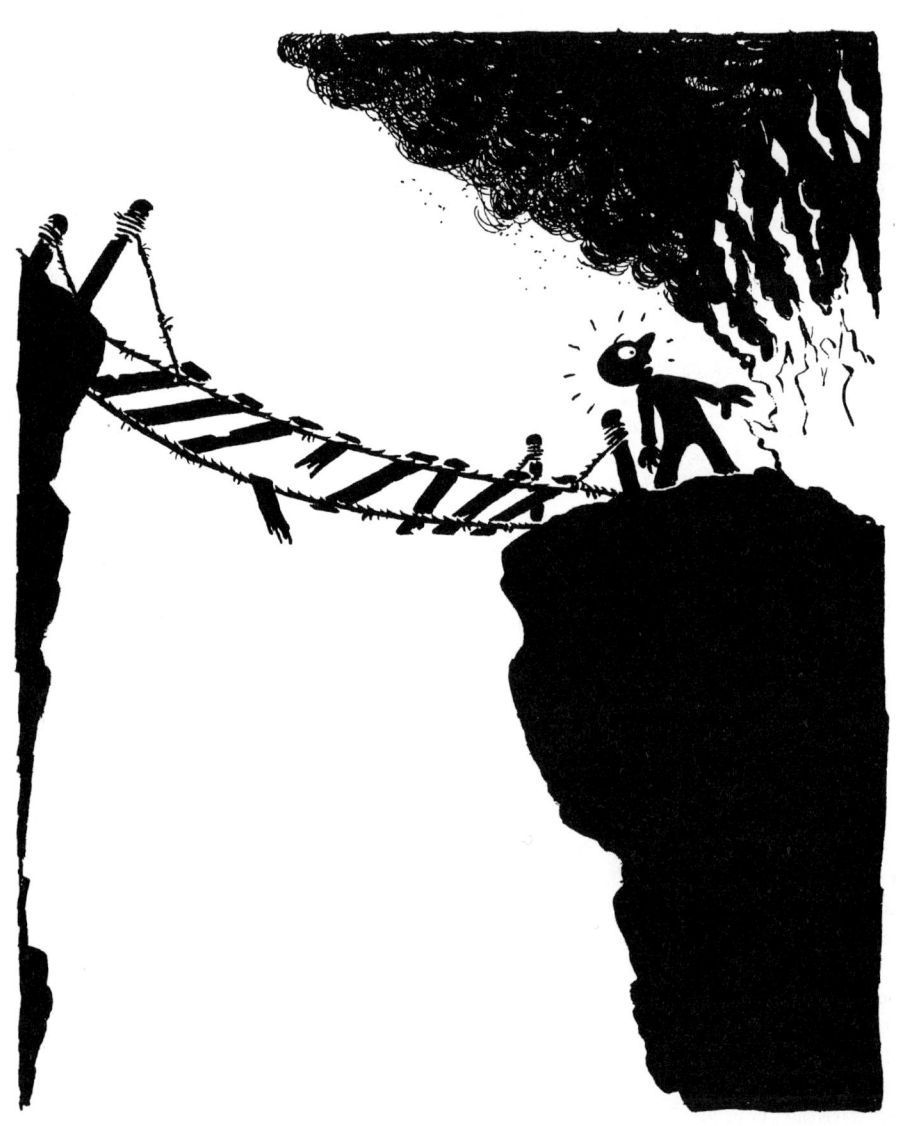

>> In der Familie des früher selbst stets gesunden Patienten leidet ein Vetter mütterlicherseits an einer multiplen Sklerose. Herr F. erkrankte im Alter von 41 Jahren zunächst an hohem Fieber mit Angina. Es erfolgte eine Behandlung mit Antibiotika und einem Antipyretikum. Nach 5 Tagen entfieberte er. Nach 2 fieberfreien Tagen traten erneut hohes Fieber und Harnretention auf. Er musste katheterisiert werden. Am folgenden Tag stellten sich bei 41 °C Fieber ein Schwächegefühl beider Beine und leichte Benommenheit ein. Am gleichen Abend erfolgte die Klinikeinweisung. In der sofort durchgeführten MRT des Rückenmarks wurden zahlreiche hyperintense Signale nachgewiesen, die von C2 abwärts das Myelon bis zur Konusregion erfassten. In einer CT des Schädels waren sehr enge Ventrikel und spärliche subarachnoidale Liquorräume zu sehen. <<

Am Abend des ersten Tags auf der Intensivstation der Akutklinik kam es zu einer Verschlechterung des Allgemeinzustandes, zu einer schlaffen Parese der unteren Extremitäten und auch zu einer motorischen Schwäche der oberen Extremitäten. Am folgenden Tag trat eine Atemlähmung ein. Der Patient wurde nun intubiert und anschließend tracheotomiert.

Einen Tag später ergab die Glasgow-Koma-Skala einen Wert von 6. Verschiedene EEG zeigten eine hochgradige Verlangsamung der Hirnaktivität über allen Ableitungen mit einem Grundrhythmus von 2, manchmal 3 pro Sekunde ohne fokale Veränderung oder epilepsieverdächtige Potenziale. Der Liquor ergab am 3. Tag nach der Klinikeinweisung 255 Zellen, davon 70 % Lymphozyten. Am 4. Tag der Klinikeinweisung zeigte eine MRT des Schädels mit Kontrastmittel zahlreiche Signalanomalien der weißen Substanz, sowohl im Bereiche des Großhirns als auch des Hirnstamms. Nach 1 Woche wurde eine Serie von 3 Plasmapheresen und nach weiteren 2 Wochen eine erneute Serie durchgeführt sowie Deltakorten verabreicht.

Zu diesem Zeitpunkt, also 4 Wochen nach der Klinikeinweisung, erhob der konsiliarisch zugezogene Neurologe Dr. K. folgende Befunde: Der Patient wird assistiert beatmet. Zu diesem Zeitpunkt sind keine Lungenkomplikationen aufgetreten und der Patient ist lediglich zeitweise subfebril. Er liegt reglos im Bett. Nach Rufen öffnet er die Augen und befolgt die Aufforderung, nach links zu blicken sowie nach oben und unten zu blicken korrekt, jedoch nicht beim Blicken nach rechts. Durch Augenschluss kann er Fragen bejahen, wodurch man feststellen kann, dass er zwar Schmerzreize im Trigeminusbereich links empfindet, jedoch vom Kieferwinkel abwärts keinerlei Schmerzempfindung aufweist. Die Pupillenreaktion ist normal und der Augenhintergrund unauffällig; es liegt kein Meningismus vor. Es zeigt sich eine schlaffe Plegie aller 4 Extremitäten. Lediglich beide Bizepsreflexe können ausgelöst werden, die übrigen Muskeleigenreflexe fehlen alle, stumme Sohle. Die Ergebnisse der Anti-MAG-Proteine aus dem Labor waren noch nicht eingetroffen.

Der erst 40-jährige Patient war an einer schweren akuten **Enzephalomyeloneuropathie auf Autoimmunbasis** erkrankt. Es waren sowohl Gehirn wie auch Rückenmark, aber auch die peripheren Nerven bzw. die Nervenwurzeln betroffen. Im auswärtigen Krankenhaus hatte man verständlicherweise im Hinblick auf die Infektionsgefahr des auf der Intensivstation liegenden tracheotomierten Patienten nicht gewagt, eine immunsuppressive Therapie durchzuführen. Schließlich entschloss man sich 5 Wochen nach Beginn der Erkrankung auf Anraten von Dr. K. dazu. Es wurden zunächst initial innerhalb 2 Tagen 5 mg Azathioprin pro kg Körpergewicht i. v. infundiert und dann eine Dauertherapie mit 150 mg p. o. vorgenommen. Den Patienten informierte man so umfassend wie möglich über die geplante Therapie und die Risiken; die Angehörigen erklärten sich einverstanden.

Unter dieser Therapie ging es dem Patienten schon nach einer Woche deutlich besser, er war bewusstseinsklarer, schließlich voll orientiert und verständigte sich nun gut durch Zeichen. 6 Wochen nach Therapiebeginn bewegte er die Arme wieder, war allerdings an den unteren Extremitäten noch plegisch mit Areflexie und einer zunehmenden Muskelatrophie. Elektromyographisch konnte eine axonale Neuropathie nachgewiesen werden. Er konnte 6 Wochen nach Therapiebeginn mehrere Stunden täglich autonom atmen. 7 Wochen nach Therapiebeginn musste die Immunosuppression wegen einer Pseudomonaspneumonie sowie einer Leukopenie abgesetzt werden. Die Besserung hielt allerdings weiterhin an und 14 Wochen nach Beginn der Azathioprinbehandlung atmete der Patient wieder spontan, das Tracheostoma konnte geschlossen werden. Der Patient konnte wieder selbständig sitzen, war allerdings an den Beinen noch vollständig gelähmt und wurde nun zur Rehabilitation in ein spezialisiertes Zentrum verlegt.

FAZIT

Gelegentlich muss der Arzt entscheiden, ob bei einem Schwerkranken eine mit beachtlichem Komplikationsrisiko behaftete, aber lebensrettende Therapie durchgeführt werden soll oder nicht. Für diese Entscheidung – auch wenn sie immer zusammen mit dem Patienten und den Angehörigen getroffen werden muss – trägt er schließlich die volle Verantwortung.

Paraplegie nach Distorsionsverletzung der Halswirbelsäule?

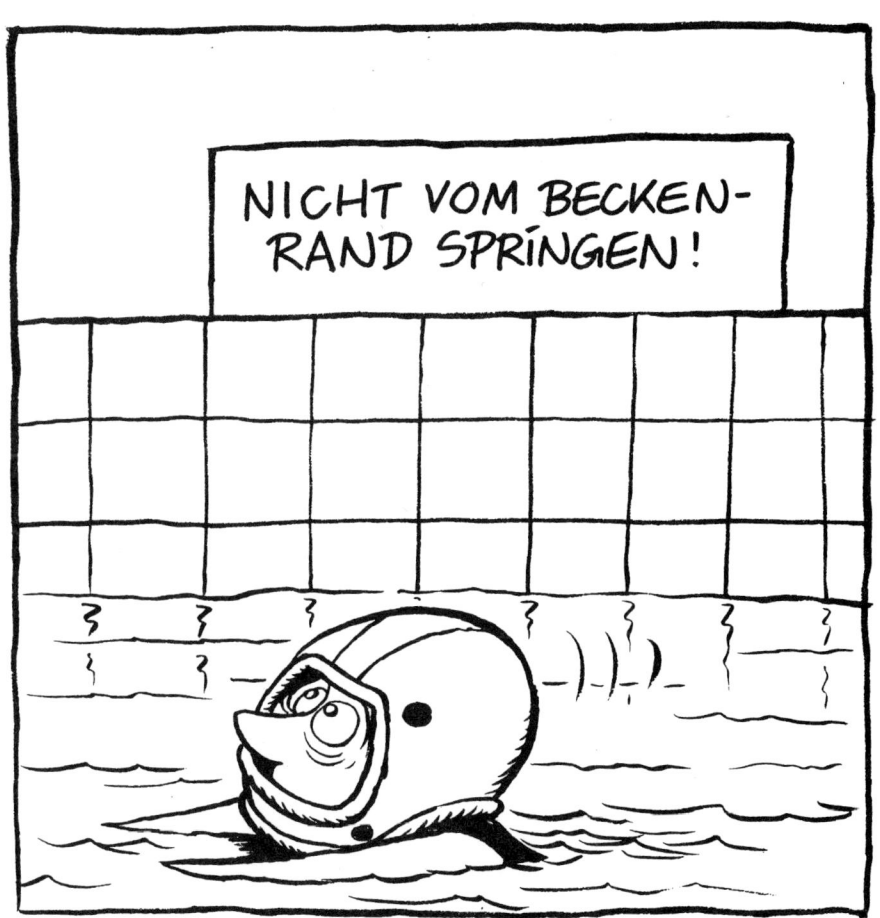

>> **Die Schülerin war bisher im Wesentlichen gesund bis auf ein Bronchialasthma, das zeitweise auch einer Cortisontherapie bedurfte. Mit 11 Jahren stürzte sie auf das Gesäß und hatte anschließend einige Minuten kein rechtes Gefühl in den Beinen. Dann war sie jedoch wieder vollständig beschwerdefrei.** <<

Im Alter von 15 Jahren stand die Patientin in einem Schwimmbad bis zum Hals im Wasser und mit den Füßen leicht auf dem Boden. In diesem Augenblick traf sie eine ins Wasser springende Kameradin beim Rückwärtssprung mit ihrem Rücken direkt auf den Kopf. Unmittelbar danach hatte die Patientin starke Kopfschmerzen, Schmerzen im Bereiche von Nacken und Rücken sowie eine Instabilität im Genick. Sie hatte außerdem Kribbelsensationen im ganzen Körper inklusive im Gesicht. Sie konnte allerdings mit öffentlichen Verkehrsmitteln nach Hause fahren. Die Patientin hatte keine Miktionsstörungen. Am folgenden Tag ging sie zum Arzt und konnte nach 1 Woche wieder die Schule – mit Befreiung vom Sportunterricht – besuchen. Sie klagte weiterhin über diffuse Kribbelsensationen sowie über vermindertes Gefühl in den Füßen. Rund 7 Monate nach dem Ereignis im Schwimmbad konnte sie einmal von der Stadt nicht selbst nach Hause gehen und musste abgeholt werden. Anschließend traten immer wieder Blockierungen des Kopfs und Schwindelsensationen auf. 10 Monate nach dem Schwimmbadgeschehen sah ein erfahrener Neurologe die Patientin und erhob völlig normale Untersuchungsbefunde bis auf eine eingeschränkte und schmerzhafte Beweglichkeit des Kopfes.

Die Patientin wurde physiotherapeutisch behandelt und im Anschluss an eine solche Behandlung schien ihr die ganze rechte Körperhälfte schwerer; sie hatte ein vermindertes Gefühl in den Beinen und spürte den Boden unter den Füßen schlecht. Die Gehfähigkeit nahm allmählich ab und rund 14 Monate nach dem Geschehen war sie überhaupt nicht mehr gehfähig. Miktionsstörungen bestanden nach wie vor keine.

In einem Rehabilitationszentrum wurde eine MRT des Schädels mit Kontrastmittel und eine Angio-MRT durchgeführt, ebenso eine MRT der Halswirbelsäule und aller übrigen Wirbelsäulenabschnitte. Alles war normal. Auch eine elektroneurographische Diagnostik inklusive evozierte motorische und sensible sowie visuelle Potenziale waren unauffällig. Dopplersonographisch waren keine Anomalien der extra- und intrakraniellen Kopfgefäße nachweisbar. Diagnostisch schwankte man zwischen Folgeerscheinungen einer Distorsionsverletzung der Halswirbelsäule und psychogenen Mechanismen.

In dieser Situation wurde die Patientin dem Neurologen Dr. K. vorgestellt. Sie wurde im Rollstuhl zur Untersuchung gebracht. Die Schülerin war kooperativ und gab klar Auskunft. Die Untersuchungsbefunde im Bereich des Kopfes waren bis auf eine verminderte und schmerzhafte Beweglichkeit bezüglich Drehen und Neigen auf beide Seiten sowie bezüglich Inklination und Reklination unauffällig. Im Bereich der oberen Extremitäten waren die Befunde durchwegs normal. Am Rumpf (an der sitzenden Patientin untersucht) zeigten sich keine Deformität und keine Klopfdolenz der Wirbelsäule, kein sensibles Niveau bis hinunter zur Leiste sowie gut auslösbare symmetrische Bauchhautreflexe. Subjektiv bestanden keine Miktionsstörungen. An den unteren Extremitäten wurden von der Leiste abwärts nur kräftige Berührungen wahrgenommen und auch der Vibrationssinn wurde überall als verkürzt angegeben. Beim Prüfen des Vibrationssinnes bei geschlossenen Augen wurde auch bei nur ganz leichtem Aufsetzen der Stimmgabel (also bei einer Berührung, die beim Prüfen des Berührungssinnes nicht wahrgenommen wurde) zwar der Vibrationssinn als solcher nicht wahrgenommen, jedoch das Fehlen des Vibrationssinnes jeweils gemeldet. Ähnliches galt auch für die Untersuchung der Temperaturunterscheidung, die zwar ebenfalls nicht möglich war, wobei aber das leichteste Aufsetzen der Temperaturröhrchen auf der Haut bei geschlossenen Augen jeweils mit der Meldung quittiert wurde, dass sie die Temperatur nicht erkenne. Es zeigten sich keine Anomalie des Tonus, lebhafte symmetrische Patellar- und Achillessehnenreflexe – jedoch ohne pathologische Steigerung und ohne Überspringung auf die Gegenseite – und eindeutig negative Babinski-Reflexe mit Plantarflexion aller Zehen. Es lag jedoch eine vollständige Inaktivität der Muskeln an beiden unteren Extremitäten vor, und keiner der Beinmuskeln wurde aktiv innerviert. Beim Hinlegen hob die Patientin mit Hilfe der Arme ihre Beine auf die Liege.

Die Befunde bewiesen, dass die **vollständige Lähmung der Beine nicht organischer Natur** war: Wäre eine Querschnittsläsion des Rückenmarks hierfür verantwortlich, hätte man Spastik, Pyramidenbahnzeichen, pathologische Reflexsteigerung und zweifellos auch Miktionsstörungen festgestellt. Wäre die Lähmung der Beine z. B. durch eine Läsion der Cauda equina oder des Konus verursacht worden, wäre eine Areflexie sowie eine Miktionsstörung vorhanden. Hinzu kam die oben geschilderte Widersprüchlichkeit bei der Prüfung verschiedener sensibler Qualitäten.

Mit viel Geduld und dem Hinweis auf die daraus sich ergebenden positiven therapeutischen Möglichkeiten wurde versucht, der jungen Patientin und den Eltern die Besonderheiten der nicht organischen Lähmungen verständlich zu machen. Dies gelang zunächst allerdings leider nicht und eine entsprechende psychotherapeutisch orientierte Rehabilitationsbehandlung wurde abgelehnt.

FAZIT

Nach einem eindrücklichen äußeren Ereignis auftretende neurologische Ausfälle – hier allerdings mit außerordentlicher Latenz – sind nicht notwendigerweise organischer Natur.

13 Schlagartige Kopfschmerzattacken

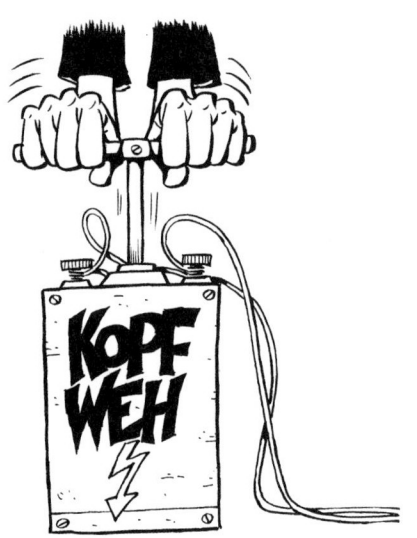

» In der Familie der gelernten Schmuckverkäuferin litten eine Großmutter an einer Migräne und eine Schwester an einem Spannungstypkopfschmerz, kombiniert mit Migräne. Sie selbst war stets gesund, aktive Sportlerin und rauchte 15 Zigaretten pro Tag. Früher nahm sie Ovulationshemmer, jedoch seit 2 Monaten nicht mehr. Seit Jahren hatte sie alle paar Monate diffuse, erträgliche Kopfschmerzen, die nicht behindernd waren und keine Therapie benötigten. «

Vor rund 14 Jahren traten bei der Arbeit ohne auslösende Ursache urplötzlich „wie angeworfen" extrem intensive, explosionsartige, diffuse Kopfschmerzen auf. Sie waren vorwiegend frontal, jedoch nicht halbseitig lokalisiert. Innerhalb einer halben Stunde wurde ihr sehr übel, sie erbrach jedoch nicht. Während etwa 1 Stunde sah sie nur verschwommen und erkannte lediglich die Umrisse einer Person. Erst nach rund 2 Stunden ging die Intensität der Kopfschmerzen etwas zurück. Rund 3 Stunden nach dem ersten Ereignis traten erneut schlagartige, äußerst intensive Kopfschmerzen auf und innerhalb weiterer 10 Minuten wurde ihr wiederum übel. Auch diesmal bezeichnete sie spontan das Auftreten des Schmerzes als „explosionsartig". Nach etwa einer weiteren Stunde waren die Kopfschmerzen soweit erträglich, dass sie ihre Arbeit aufnehmen konnte. In der anschließenden Woche hatte sie weiterhin Kopfschmerzen und etwas Übelkeit, ging jedoch ihrer Arbeit nach. Die Sehstörungen waren schon nach wenigen Stunden verschwunden.

Rund 1 Woche nach dem ersten Ereignis, wiederum ohne auslösende Ursache, traten erneute explosionsartige, intensive Kopfschmerzen mit Übelkeit und Schwindel sowie leichter Benommenheit auf. Nach einigen Stunden breiteten sich die Kopfschmerzen auch auf den Nacken und beide Schultern aus. Zusätzlich bemerkte sie, dass sie beim Neigen des Kopfes nach vorn einen zunehmend intensiven Nackenschmerz verspürte, weshalb sie diese Bewegung ausdrücklich vermied. Einen Tag später brachte eine Injektion von 6 mg Sumatriptan s.c. keine Erleichterung. 11 Tage nach der ersten akuten Kopfwehepisode wurde eine MRT des Schädels mit Kontrastmittel durchgeführt, die unauffällig war. Eine neurologische Untersuchung wurde erst zu jenem Zeitpunkt durchgeführt und war in jeder Hinsicht normal, insbesondere war weder ein Meningismus vorhanden, noch konnten Anomalien im Bereiche des Augenhintergrundes bzw. der Retina festgestellt werden.

Gewiss wäre bei dieser familiär mit Migräne belasteten jungen Frau die Annahme von Migräneanfällen naheliegend. Allerdings schilderte sie Attacken von Kopfschmerzen, die nicht etwa rasch zunehmend wie bei Migräne, sondern absolut akut, „schlagartig" bzw. „explosionsartig" auftreten und von fast unerträglicher Intensität waren. Dies wies auf eine Subarachnoidalblutung hin. Der Verdacht wurde noch durch eine zeitweilige Benommenheit verstärkt sowie durch Schmerzen im Nacken beim Beugen des Kopfes nach vorn, die als Meningismus interpretiert werden könnten.

In dieser Situation drängte sich eine nähere Abklärung auf. Diese wurde – allerdings rund 16 Tage nach der 1. und 9 Tage nach der 2. schlagartigen Kopfschmerzepisode – klinisch durchgeführt: Die Lumbalpunktion war unauffällig, eine Angio-MRT ebenfalls. Es musste somit eine etwas atypische Migräne mit den Phänomenen eines **„thunderclap headache"** angenommen werden. Unter einer konsequenten Therapie mit dem Betablocker Propranolol 3 × 40 mg nahmen die Kopfschmerzen ab. Noch auftretende Kopfschmerzepisoden wurden seltener und erträglicher.

FAZIT

Explosionsartige, intensivste Kopfschmerzen sind zwar immer verdächtig auf eine Subarachnoidalblutung und sollten entsprechend abgeklärt werden, sie können aber auch eine andere Ursache haben.

14 Ohnmacht beim Hinlegen

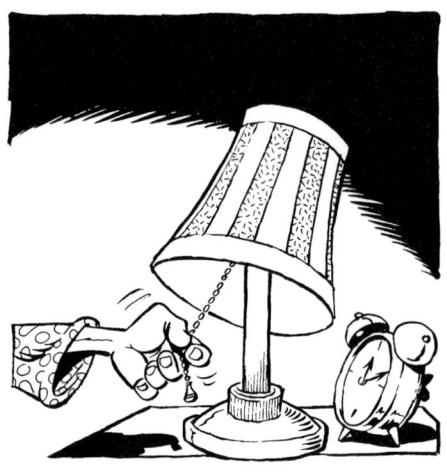

> **Bei dem Patienten handelte es sich um einen 34-jährige Kunstmaler. Auch wenn ihm der große Durchbruch noch nicht gelungen war, so konnte er doch vom gelegentlichen Verkauf seiner Bilder und von seiner nebenberuflichen Anstellung als Zeichenlehrer am Gymnasium des benachbarten Städtchens leben. Er lebte auf dem Land auf einem kleinen Bauernhof, den er liebevoll mit Hilfe seiner Partnerin, einer Bauerntochter und Hauswirtschaftslehrerin, ausgebaut hatte. Er hatte sich bisher stets guter körperlicher Gesundheit erfreut.** «

Seit rund 1 Monat war bei ihm allerdings ein Problem aufgetreten, das ihn und v. a. auch seine Partnerin immer mehr mit Sorge erfüllte: Nicht jedes Mal, aber doch meistens, wenn er – oft spät am Abend – ins Bett ging und sich hinlegen wollte, verlor er kurz das Bewusstsein. Er war dann einige Sekunden „weg". Blieb dieses Phänomen dann einige Male aus, fühlte er sich wieder sicher und war umso mehr erschreckt, wenn es sich anschließend doch wieder manifestierte. Dadurch sah er sich gezwungen, seine Nächte in halbsitzender Stellung zu verbringen.

Der Patient suchte den Hausarzt, Herrn Dr. N. auf, der ihn zunächst einem Kreislaufspezialisten zuwies. Dieser allerdings fand das Beschwerdebild keineswegs typisch für einen kreislaufbedingten Kollaps oder eine Synkope. Er führte dennoch entsprechende Untersuchungen inklusive einem Kipptisch-Versuch durch und fand keinerlei abnorme Befunde. Der Patient wurde daraufhin in eine neurologische Klinik eingewiesen, wo Neurostatus, Schädel-MRT, EEG und Lumbalpunktion für unauffällig befunden wurden. Erst die sehr sorgfältige Befragung durch die Assistenzärztin Frau Dr. K. ergab folgendes Detail (das der Patient allerdings erst nach einer sehr genauen Frageformulierung durch Frau Dr. K. preisgab): Das Hinlegen auf den Rücken allein genügte nicht, um die Ohnmacht auszulösen, sondern er musste hierbei auch den Kopf auf eine Seite gedreht haben (wobei er nicht mehr sicher wusste, auf welche). Außerdem ergänzte er nach Befragen, dass er ca. 1 s vor dem Auftreten der Ohnmacht einen ganz kurzen intensiven Drehschwindel empfand.

Dieses erst nach vielen ergebnislosen Untersuchungen zutage gebrachte Detail in der Anamnese erlaubte dann die entscheidende Assoziation: Der Patient litt an einem gutartigen paroxysmalen Lagerungsschwindel. Dieser löste eine heftige Vagusreizung und dadurch eine Verlangsamung des Herzrhythmus und einen kurzen vorübergehenden Blutdruckabfall aus, was zur Synkope beim Hinlegen führte. Die Lagerungsprobe nach Hallpike war entsprechend bei Rechtsdrehen des Kopfes positiv. Diese seltene Manifestationsform des an sich **gutartigen Lagerungsschwindels** wurde durch eine Behandlung mittels Lagerungsübungen nach Brandt nicht befriedigend beeinflusst, jedoch durch das Manöver von Epley endgültig beseitigt.

FAZIT

Bei den meisten Fällen von Synkopen hat man durch eine äußerst sorgfältige Anamnese bessere Chancen, die Ursache zu finden, als durch aufwendige Untersuchungen.

15 Tics im Gesicht

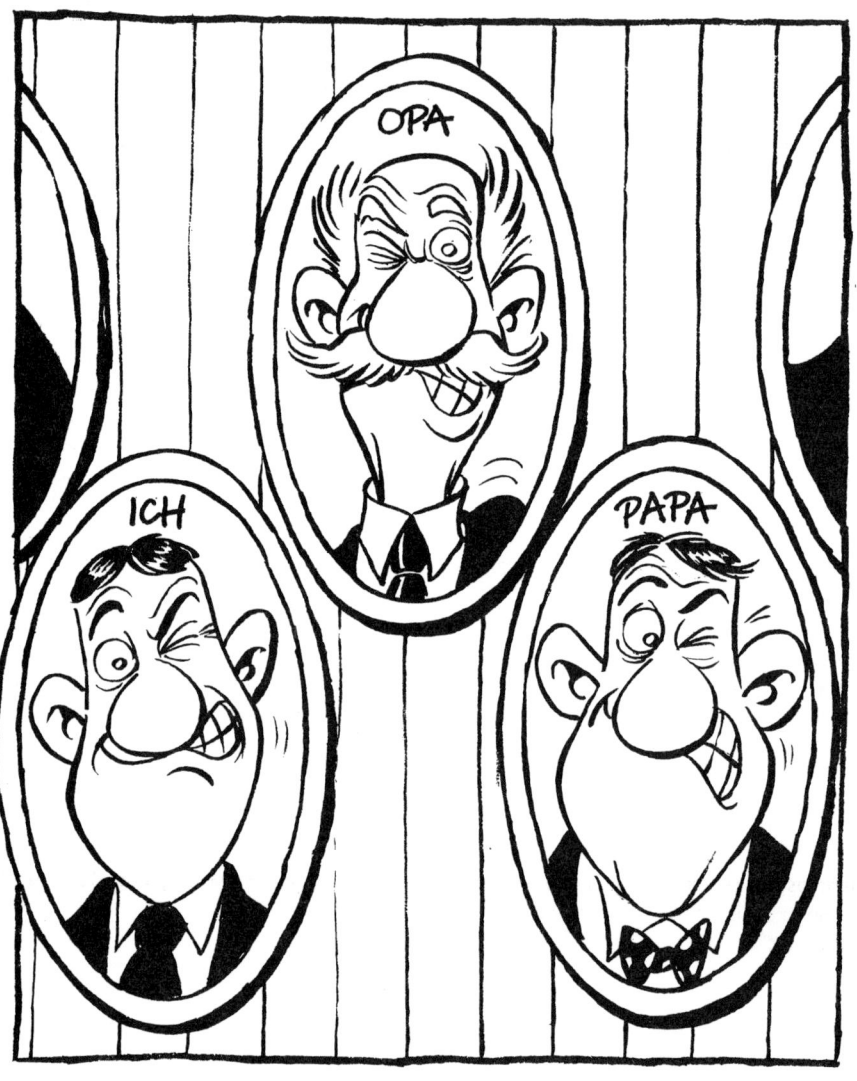

In der Familie des 30-jährigen Fahrradmechanikers Herrn F. litt der Großvater väterlicherseits, bevor er mit 80 Jahren verstarb, in den letzten 20 Jahren seines Lebens an einem auffallenden häufigen Grimassieren. Auch mehrere andere Mitglieder der Familie väterlicherseits fielen durch Grimassieren und durch eine Bewegungsunruhe der Beine auf. Der Vater von Herrn F. ist noch am Leben und fiel durch Bewegungsunruhe auf.

Herr F. selbst war bis auf das jetzige Problem stets gesund. Schon während der Schulzeit waren bei ihm rasche, ticartige Bewegungen der Arme und des Gesichts, aber auch der Beine aufgefallen. Bei Nacht hatte er jeweils mit dem Kopf rhythmische Bewegungen ausgeführt, die dann vor rund 4 Jahren sistierten. Diese unwillkürlichen Bewegungen behinderten trotz guter intellektueller Leistungen den Schulbesuch, sodass er lediglich 9 Jahre Grundschule und ein 10. Schuljahr absolvierte. Immerhin konnte er seine Lehre als Fahrradmechaniker abschließen und arbeitete dann voll im Beruf. Zusätzlich zu den erwähnten unwillkürlichen Bewegungen war dann etwa im 18. Lebensjahr noch ein weiteres Problem hinzugekommen: Plötzlich und von ihm nicht kontrollierbar stieß er unwillkürlich einzelne Laute, aber auch ganze Worte aus. Dies war besonders bei Stress sehr deutlich. Dadurch wurden seine sozialen Kontakte beeinträchtigt, die Leute mieden ihn und er wurde zunehmend isoliert. Zwar versuchte er, sich in der Öffentlichkeit und gegenüber Fremden zu beherrschen, um dann alleine in seinen eigenen 4 Wänden dem inneren Drang, Laute auszustoßen und unbeherrschte Bewegungen auszuführen, nachzugeben. Beim Versuch einer psychiatrischen Behandlung in der Kindheit konnte er einfach nicht sprechen.

Die eigentliche neurologische Untersuchung war in jeder Hinsicht unauffällig. Hingegen fielen während der rund 1-stündigen Besprechung und Untersuchung, während der der Patient sich gegenüber dem ihm fremden Neurologen Dr. K. offensichtlich zu beherrschen versuchte, nur wenige störende Zuckungen im Gesicht, im Bereich der Mundwinkel, aber auch der Augenlider auf. An den Extremitäten hingegen waren zur Zeit keine unwillkürlichen Bewegungen zu sehen, und es wurden auch keine unkontrollierten Laute ausgestoßen.

Phänomenologisch leidet der Patient an einer sog. **Tic-Krankheit, dem Gilles-de-la-Tourette-Syndrom**. Eine Besonderheit ist das Auftreten von mehreren anderen Fällen mit choreiformen Phänomenen, unwillkürlichen Bewegungen, aber ohne Zwangssymptome in der Familie. Man fasst heute diese Gruppe von unwillkürlichen Bewegungen unter den Betriff der „central channel diseases" zusammen. Es liegt eine genetisch bedingte, jedoch noch nicht im Detail geklärte erbliche Erkrankung vor. Eine durch einen Gendefekt verursachte Anomalie eines Ionenkanals in der Zellmembran zentraler Neuronen beeinflusst wahrscheinlich die Dopaminrezeptoren. Therapeutisch wurde – mit allerdings nur partiellem Erfolg – Clomipramin in langsam steigernder Dosierung ausprobiert, danach auch Haldol. Der Arzt wies den Patienten auf Selbsthilfegruppen hin.

FAZIT

Neben harmlosen Tics, einer Chorea oder einem hemifazialen Spasmus können unwillkürliche Bewegungen im Gesicht auch Ausdruck einer schwereren Erkrankung sein, im vorliegenden Fall des Gilles-de-la-Tourette-Syndroms.

16 Doppelbilder und Nackenschmerzen

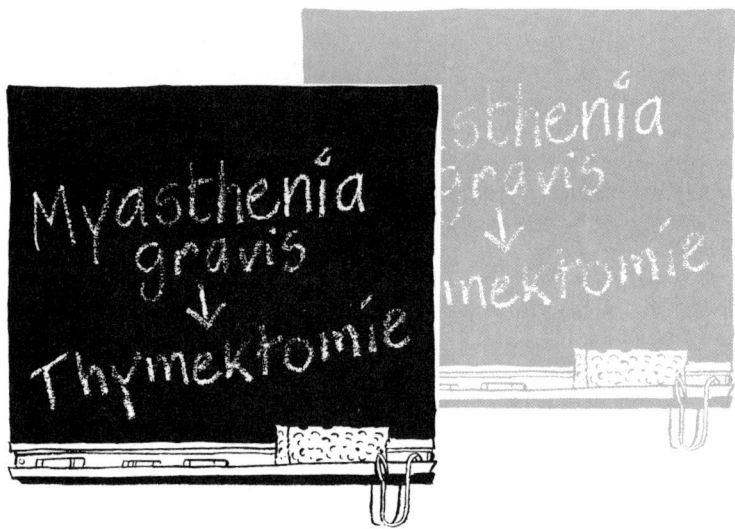

》 Bei dem pensionierten Gymnasiallehrer wurde erstmals im Alter von 70 Jahren eine arterielle Hypertonie festgestellt und seither korrekt behandelt. Etwa 1 Jahr nach Feststellen der Hypertonie wurde auch eine wahrscheinlich vaskulär bedingte Optikusatrophie rechts diagnostiziert. Sonst war er gesund und noch vielseitig interessiert. 《

Im Alter von 77 Jahren traten dann plötzlich ohne vorausgegangene besondere Umstände Doppelbilder auf: Die Angaben über diese waren nicht konstant: Während er manchmal meinte, die Doppelbilder seien jeweils in einer konstanten Beziehung zueinander, unabhängig von der Blickrichtung, vorhanden gewesen, schilderte er anderen, dass der Abstand zwischen den Doppelbildern im Laufe des Tages wechselte und gegen Abend zunahm. Rund 3 Wochen nach Beginn der Doppelbilder bekam der Patient Nackenbeschwerden: Es handelte sich um eine schmerzhafte Verkrampfung der Nackenmuskulatur, die „bretthart" wurde. Als der Neurologe Dr. K. ihn erstmals sah, stellte er eine hochgradige Einschränkung der Bulbusmotilität in alle Richtungen fest, eine wechselnd deutlich ausgeprägte Ptose beidseits und eine wechselnd ausgeprägte Schwäche der Nackenmuskulatur. Die Antikörper gegen Acetylcholinrezeptoren waren mit 13,3 nmol/l gegenüber der oberen Normgrenze von 0,25 nmol/l massiv erhöht und auch Antikörper gegen Skelettmuskulatur waren mit 1:40 (Norm bis 1:20) erhöht, ebenso das TSH mit 5,53 mU/l (Norm bis 3,2 mU/l). Vor allem aber waren auch die Antikörper gegen die Schilddrüse mit 1:12 800 stark erhöht. Ein Thymom konnte in der CT nicht nachgewiesen werden und elektromyographisch konnte kein Dekrement bei repetitiver Reizung im Bereiche des M. abductor pollicis brevis oder im Bereiche des M. nasalis festgestellt werden.

Die Diagnose einer **Myasthenia gravis** wurde gestellt und der Patient mit Mestinon behandelt. Außerdem wurden Prismengläser verschrieben. Unter einer Mestinondosis, die allmählich auf 400 mg täglich erhöht wurde, verschwanden die Doppelbilder vollständig. Hingegen klagte der Patient über immer wieder auftretende, z.T. intensivste Nackenschmerzen, die für ihn nun ganz in den Vordergrund traten. Außerdem stellten sich zunehmend Nebenwirkungen des Mestinons im Sinne von Krämpfen im Bereich der Hände und der Füße sowie Durchfälle ein. Trotz der hohen Mestinondosis war einige Wochen später der Simpsontest noch positiv und es zeigte sich ein rasches Absinken beider Augenlider beim wiederholten Schließen und Öffnen der Augen. Beim Vornüberneigen des Kopfes war ein für den Patienten schmerzhaftes Versagen der Nackenmuskeln evident. Auch war nun neuerdings bei wiederholtem Heben eines Gewichts mit den Armen eine rasch zunehmende Schwäche der Armmuskeln vorhanden.

Man entschloss sich jetzt bei dem fast schon 80-jährigen Patienten zur Sternotomie. Es ließen sich hierbei Thymusreste entfernen und zugleich wurde eine Therapie mit Cortison und mit Imurek eingeleitet. Schon wenige Tage nach der Thymektomie waren die Nackenbeschwerden verschwunden und der Patient wies keine Doppelbilder mehr auf. Sechs Monate später war er beschwerdefrei, stand aber weiterhin unter einer Endoxandosis von 100 mg täglich. Mestinon musste nicht mehr verabreicht werden.

FAZIT

Doppelbilder im Alter sind fast immer auf eine Myasthenie zurückzuführen.
Auch alte Menschen können von der Thymektomie profitieren.

17 Myopathie bei Cortisonbehandlung?

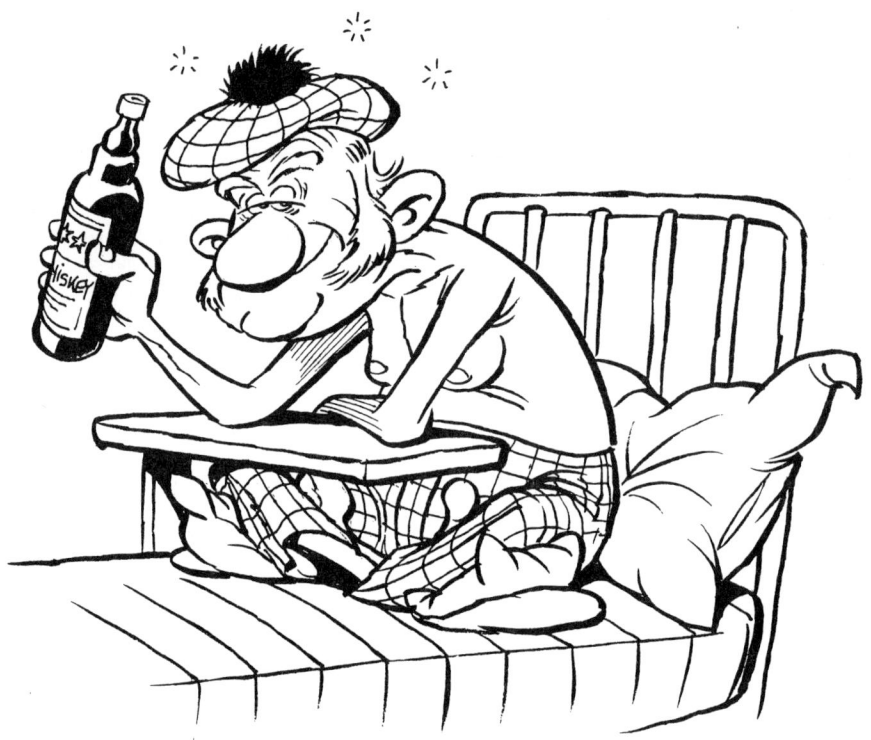

» Der 63-jährige Schotte war viele Jahre als Berufsof-
fizier früher in den Kolonien und später in England
eingesetzt worden. Es war daher für ihn selbstverständlich, dass er dem Whisky ordentlich zusprach,
ohne allerdings dadurch in seiner Funktionstüch-
tigkeit beeinträchtigt zu sein. Eher belastete ihn
ein seit Kindheit bestehendes und im Laufe der Jahre ausgeprägter gewordenes Asthma bronchiale.
Dies war der Grund, warum er bereits mit 50 Jahren
auf einen sehr ruhigen Posten versetzt und dann
vorzeitig pensioniert wurde. «

Dennoch nahmen die Asthmabeschwerden zu und er benötigte nun regelmäßig immer wieder während Wochen Cortison. Als er immer stärkere Atembeschwerden bekam und sich auch eine Rechtsherzinsuffizienz einzustellen begann, wurde er zur Kur in ein Schweizer Lungenrehabilitationszentrum eingewiesen. Hier fielen dann nach einigen Wochen den Ärzten Paresen an Händen und Füßen mit einer Atrophie der kleinen Handmuskeln beidseits und auch eine Atrophie der Muskeln in der Streckerloge beider Unterschenkel auf. Aus diesem Grund zogen die Pneumologen den Neurologen Dr. K zu.

Bei der Untersuchung des unter sichtlicher Atemnot leidenden Mannes fiel ein fassförmiger Thorax bei relativ mageren Extremitäten auf. Er hatte ein Vollmondgesicht. An den oberen Extremitäten waren proximal keine Atrophien und keine Paresen sichtbar. Auch war die Dorsalextension der Hand beidseits kräftig. Hingegen bestand eine deutliche Atrophie der Interossei bei intaktem lateralem Thenar und die Langfinger waren beidseits in leichter Krallenstellung. Das Froment-Zeichen war beidseits deutlich positiv. Es bestand keine Myotonie beim Beklopfen des Thenars. Beim Prüfen der Sensibilität fiel eine eindeutige Hypästhesie des Kleinfingers sowie der angrenzenden ulnaren Handkante sowohl dorsal wie volar auf. Beidseits konnte beim Flektieren des Ellenbogens eine Luxation des Ulnarnervs festgestellt werden, der auf die Spitze des medialen Epikondylus zu liegen kam. An den unteren Extremitäten bestand bei intakter Kraft für das Flektieren und Beugen der Hüfte sowie für das Strecken und Beugen des Knies eine fast vollständige Dorsalextensionsparese von Fuß und Zehen, wobei der laterale Fußrand herunterhing. Dementsprechend stepperte der Patient beim Gehen. Es war eine deutliche Atrophie der Muskeln in der Tibialisloge beidseits vorhanden, sodass die Tibiakante messerrückenartig vorstand. Der PSR war mäßig lebhaft vorhanden, der ASR fehlte allerdings beidseits. Beim Prüfen der Sensibilität war eine hochgradige Hypästhesie am Fußrücken und am lateralen Unterschenkel beidseits vorhanden. Darüber hinaus aber war der Vibrationssinn von der Unterschenkelmitte an abwärts abgeschwächt und am inneren Knöchel beidseits fehlend. Der N. peronaeus communis war beidseits distal vom Fibulaköpfchen etwas druckempfindlich.

Bei einer distalen Parese der oberen und unteren Extremitäten mit Muskelatrophie sind eine Reihe von **differenzialdiagnostischen Überlegungen** zu überdenken: Bei langsamer Progredienz kann eine rein motorische Parese kleiner Handmuskeln und der Fußheber Ausdruck einer Dystrophia myotonica Steinert sein. Allerdings sind bei dieser sehr langsam progredienten genetisch bedingten Myopathie nicht nur die kleinen Handmuskeln und Extensoren des Fußes betroffen, sondern ganz allgemein distale Muskeln auch am Vorderarm. Auch die Gesichtsmuskulatur ist mitbefallen und immer findet sich eine myotone Reaktion. Sensibilitätsstörungen fehlen. Die von den Pneumologen erwogene Myopathie bei Cortisontherapie erfasst proximale Muskeln und ist außerordentlich selten. Im Übrigen ist das Vorhandensein der nun vom Neurologen festgestellten Sensibilitätsstörungen ein Beweis, dass keine Myopathie, sondern eine Funktionsstörung peripherer Nerven vorliegen muss. In diesem Zusammenhang wäre eine Polyneuropathie zu erwägen, was bei dem starken Alkoholabusus des Patienten auch denkbar wäre. Eine Polyneuropathie allerdings befällt nicht wie im vorliegenden Fall ausschließlich das Ausbreitungsgebiet einzelner peripherer Nerven, hier des N. ulnaris und des N. peronaeus communis beidseits. Phänomenologisch lag bei dem Patienten also eine kombinierte Läsion des peripheren N. ulnaris und des peripheren N. peronaeus communis beidseits vor. Den fehlenden ASR beidseits und den gestörten Vibrationssinn erklärte Dr. K. allerdings mit einer zusätzlichen (alkoholbedingten) Polyneuropathie.

Mit dieser ätiologischen Annahme stellt sich die Frage, wie es bei dem Patienten zu einer Läsion von 4 peripheren Nervenstämmen kommen konnte. Eine eingehende Befragung über seine Gewohnheiten ergab, dass er wegen seines massiven Asthmas seine Tage und Teile seiner Nächte in einer besonderen Stellung verbrachte: Er saß im Schneidersitz – den er sich übrigens in seinem langjährigen Indienaufenthalt schon früher angewöhnt hatte – und unterlegte hierbei beide Knie seitlich mit recht harten Kissen. Um besser die Hilfsatemmuskeln betätigen zu können, stützte er sich nach vorne gebückt mit beiden angewinkelten Ellenbogen auf einen Krankentisch. Diesen benutzte er auch, um zu lesen und zu essen. Dies führte zu der Annahme einer **kombinierten Druckparese des beidseits aus dem Sulkus bei Ellenbogenflexion luxierenden Ul-**

narnervs und einer Druckläsion des N. peronaeus communis durch die Kissen (und vielleicht auch durch die Schneidersitzstellung). Das Cortison konnte also weiter gegeben werden. Dem Patienten wurden nun neue Sitzstellungen empfohlen und eine Polsterung unter den Ellenbogen verschrieben. Die Paresen bildeten sich im Laufe eines halben Jahres vollständig zurück.

FAZIT

Beidseitige distale Lähmungen verpflichten zu einer Reihe von ätiologischen Erwägungen. Eine extreme Rarität ist die hier vorliegende beidseitige Druckparese der Nn. ulnares und peronaei.

18 Weniger wäre besser gewesen

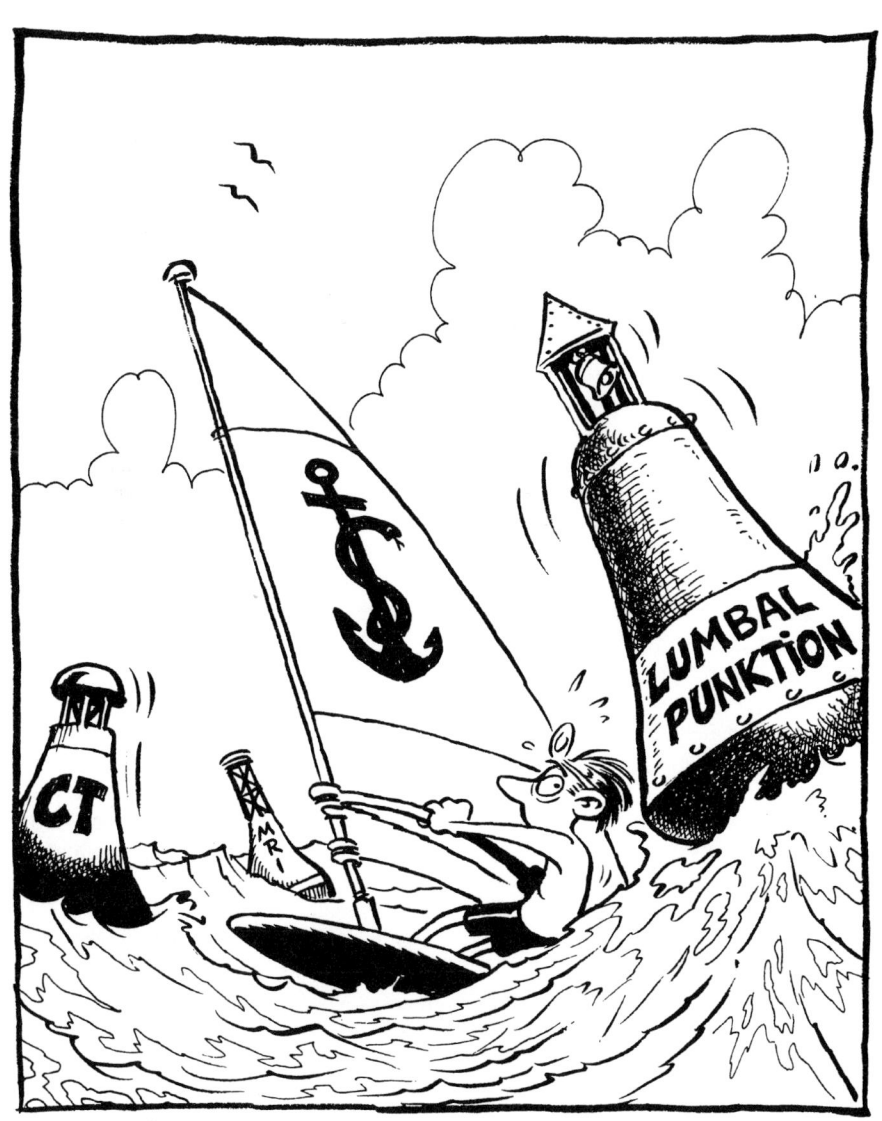

> **Der Patient wurde nach seinem Staatsexamen viele Jahre zunächst zum Assistenzarzt und dann zum Oberarzt an einer dermatologischen Universitätsklinik ausgebildet. Im Alter von 38 Jahren entschloss er sich dann im Herbst, eine Praxis für Haut- und Geschlechtskrankheiten in einer größeren Provinzstadt zu eröffnen. Die Praxisräume in einem neuen Gebäude waren gemietet, die Praxisbewilligung war erteilt und er stand in Verhandlung mit einer Versicherungsgesellschaft, um sich entsprechend gegen Arbeitsunfähigkeit und Lohnausfall abzusichern.**

Vor der Praxiseröffnung machte er mit seiner Partnerin Ferien auf der Insel Mauritius, wo er u. a. auch surfte. Bei sehr böigem und heftigem Wind musste er hierbei recht häufig das schwere Segel aus dem Wasser hissen. Bei einem dieser Manöver verspürte er nun erstmals einen intensiven Hexenschuss, musste sich auf das Brett legen und dann von Helfern an Land gezogen werden. Die restlichen 4 Tage seines Urlaubs verbrachte er weitgehend liegend und konnte nur mit Mühe den Heimflug durchstehen.

Zu Hause ging er zu dem mit ihm befreundeten Oberarzt der Neurochirurgischen Klinik der Universitätslinik. Dieser untersuchte ihn, fand zwar keine radikulären Ausfälle, jedoch noch eine in der Beweglichkeit stark eingeschränkte Wirbelsäule. Eine CT ergab eine deutliche Protrusion der Bandscheibe L4/L5 linksbetont, jedoch ohne sichere Kompression der Nervenwurzel. Der Patient selbst war recht besorgt und bedrängte den Kollegen, durch eine Myelo-CT den Befund noch weiter abzuklären und – wenn nötig – ihn zu operieren. Etwas widerstrebend gab der Neurochirurg nach und die Myelo-CT wurde durchgeführt. Daraus ergab sich – wie der Neurochirurg erwartet hatte – keinerlei Indikation zum operativen Vorgehen.

Nach der für die Myelo-CT notwendigen Lumbalpunktion hatte der Patient sehr starke Kopfschmerzen, die er beim Aufsitzen und insbesondere auch beim Aufstehen schon nach einer knappen Viertelstunde bekam. Diese Kopfschmerzen hielten am folgenden Tag weiterhin an. Der Neurochirurg zog daraufhin den Oberarzt der Inneren Klinik zu. Dieser fand einen angedeuteten Meningismus. Um bei einem Kollegen ja nicht eine durch die Lumbalpunktion verursachte Infektion des Liquors mit Meningitis zu übersehen, punktierte er ihn noch einmal zur bakteriologischen Untersuchung des Liquors. Nach dieser zweiten Punktion wurden die Kopfschmerzen noch ausgeprägter, und es traten 4 Stunden nach der Punktion auch Doppelbilder auf. Man stellte eine Abduzensparese links fest. Nachdem der Internist wusste, dass eine Abduzensparese nicht selten erstes Zeichen einer multiplen Sklerose ist und eine Tante mütterlicherseits des Patienten an einer solchen litt, wurde nun eine MRT des Schädels durchgeführt.

In der MRT fanden sich in der weißen Substanz des Großhirns mehrere rundliche, wenige Millimeter große Signalanomalien. Der Assistent der Allgemeinen Radiologie formulierte den Befund zurückhaltend und erwähnte lediglich „sind zwar nicht typisch, jedoch mit einer **multiplen Sklerose** vereinbar". Die Abduzensparese war nach 14 Tagen verschwunden, auch die Kopfschmerzen beim Sitzen und Stehen traten nicht mehr auf, die Rückenschmerzen waren ebenfalls behoben. Der Patient fühlte sich wieder wohl. Besorgt war er allerdings wegen des MRT-Befundes. Die Versicherungsgesellschaft, bei der er sich gegen Krankheit und Lohnausfall versichern wollte, erbat die bei der kürzlichen Erkrankung und Klinikeinweisung erhobenen Befunde zur Einsicht. Darauf lehnte sie eine Versicherung ab, da sie den Antragsteller als Kandidaten für eine multiple Sklerose betrachtete. Auf seinen Einspruch hin ersuchte die Versicherung den Neurologen Dr. K. um eine Begutachtung.

Bei der Befragung und Untersuchung durch Dr. K. teilte ihm der Patient mit, dass er früher nie irgendwelche vorübergehende Lähmungserscheinungen, Sehstörungen, Doppelbilder, Miktionsstörungen oder gar ein Nackenbeugezeichen gehabt hatte. Er war bis auf eine Migräne gesund, militärdiensttauglich und sportlich. Die eingehende neurologische Untersuchung ergab keinerlei pathologische Befunde und auch die visuellen, akustischen und somatosensorischen evozierten Potenziale waren normal. Die erneute Betrachtung der MRT-Bilder erlaubte bei kritischer Sicht die Annahme, dass es sich um **völlig unspezifische, möglicherweise migränetypische, vaskulär bedingte Herde** handelte und keineswegs um die bei multipler Sklerose typischen, größeren, in Ventrikelnähe oder im Balken gelegenen Signalanomalien. Hinzu kam, dass eine multiple Sklerose im Alter von 38 Jahren weit weniger wahrscheinlich ist als in einem früheren Lebensalter. Auf die Durchführung einer Lumbalpunktion wurde bewusst (im Hinblick auf die früheren Reaktionen des Patienten) verzichtet. Dennoch konnte Dr. K. mit gutem Gewissen der Versicherung gegenüber erklären, dass der Patient mit allergrößter Wahrscheinlichkeit nicht an einer multiplen Sklerose leidet. Die Versicherung wurde nun allerdings mit einer etwas höheren Prämie abgeschlossen und die dermatologische Praxis konnte eröffnet werden.

Es war Dr. K. und seinem Patienten jetzt klar, dass die Kette ungünstiger Ereignisse dadurch zustande kam, weil man den Patienten – einen Kollegen – nicht nach den üblichen Regeln, sondern eben „besonders sorgfältig" behandeln wollte. Die erste Lumbalpunktion für eine Myelo-CT war medizinisch nicht indiziert. Das dadurch ausgelöste Hypoliquorrhösyndrom mit Kopfschmerzen wurde vom Internisten nicht richtig interpretiert, wodurch eine zweite, ebenfalls nicht indizierte Lumbalpunktion ausgelöst wurde. Dass eine Abduzensparese nach Lumbalpunktion immer wieder beobachtet wird, war ihm ebenfalls nicht bekannt, weshalb er auch als Ursache eine multiple Sklerose vermutete. Die deshalb durchgeführte und an sich nicht indizierte MRT wurde von dem jungen Radiologen zwar nicht falsch beurteilt, jedoch formulierte dieser aufgrund der klinischen Fragestellung seine Antwort so zurückhaltend, dass sie als „Vermutung einer multiplen Sklerose" interpretiert werden konnte.

FAZIT

Auch bei einem Kollegen soll der Arzt nach den Regeln der ärztlichen Logik und der Verhältnismäßigkeit handeln und keine unnötigen bzw. nicht genügend begründeten Untersuchungen durchführen.

Jedem Arzt sollten die unerwünschten Nebenwirkungen der von ihm durchgeführten Maßnahmen bekannt sein.

Spinale Muskelatrophie bei einer 60-Jährigen?

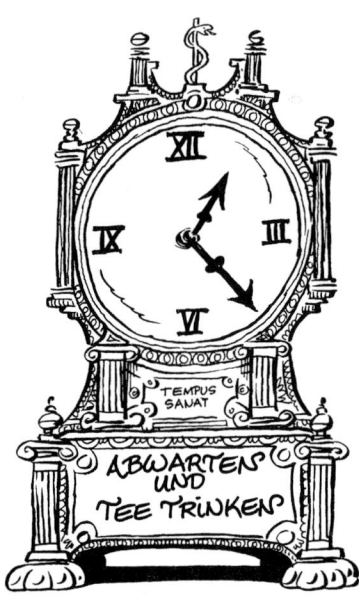

» Bis auf eine Karditis in der Jugend und einem einmaligen Anfall einer Temporallappenepilepsie im Alter von 37 Jahren war die gelernte Textilverkäuferin stets gesund. Zufällig bemerkte sie im Alter von 61 Jahren, dass sie Schwierigkeiten bei gewissen Tätigkeiten mit der rechten Hand bekam. Wohl konnte sie kräftig zugreifen, hingegen hatte sie Schwierigkeiten mit einer Nagelkluppe sich die Nägel zu schneiden oder mit einem Messer Butter aufs Brot zu streichen. Sie hatte keine Schmerzen und keine Gefühlsstörungen an Hand oder Fingern, keine anderen Beschwerden vonseiten der rechten Körperseite und suchte wegen der erwähnten Ungeschicklichkeit für gewisse Feinbewegungen zunächst den Hausarzt auf, der sie dann an den Neurologen Dr. K. überwies. «

Bei der neurologischen Untersuchung fanden sich an den Hirnnerven und am Rumpf sowie an den unteren Extremitäten keinerlei pathologische Befunde. Es sei lediglich betont, dass die Beweglichkeit des Kopfes gut war, kein Horner-Syndrom bestand, sich palpatorisch und auskultatorisch keine Besonderheiten im Bereich der oberen Thoraxapertur ergaben und dass keine Hinweise für eine zentralbedingte rechtsseitige Hemiparese vorhanden waren. Im Bereich des rechten Armes lagen aber folgende Besonderheiten vor: Der Ellenbogen war unauffällig und insbesondere war auch der Ulnarnerv im Sulkus am Ellenbogen normal gelagert, nicht verdickt, nicht dolent und nicht luxierend. An der rechten Hand fand sich nur eine eindrückliche Atrophie des ersten Spatium interosseum und dementsprechend eine ausgeprägte Schwäche für die Radialduktion des Zeigefingers. Das Froment-Zeichen war rechts massiv positiv. Hingegen waren die anderen Interossei nicht atrophisch, und es lag keine Krallenstellung der Langfinger vor. Die Sensibilität war an der rechten Hand sowohl dorsal wie v.a. auch volar, auch im Bereiche der Kleinfingerkuppe, nicht beeinträchtigt. Ebenso war die Temperaturempfindung intakt. Nirgends konnte man Faszikulationen sehen.

In dieser Situation war **differenzialdiagnostisch** entweder eine beginnende spinale Muskelatrophie anzunehmen oder aber eine isolierte Läsion des R. profundus N. ulnaris in der Tiefe der rechten Handvola. Auch mehrfaches gezieltes Befragen gab keine Hinweise auf eine lokale Druckeinwirkung von außen auf die rechte Handwurzel. Eine auswärts durchgeführte elektroneurographische Untersuchung ergab chronisch neurogene Veränderungen in ulnarisinnervierten Muskeln der rechten Hand, jedoch auch im M. opponens pollicis, sodass der auswärtige Untersucher den Verdacht einer spinalen Muskelatrophie äußerte.

Eine Exploration durch den Handchirurgen war dennoch geplant. Die Patientin zögerte mit dem

Eingriff und wollte noch etwas warten. 4 Monate nach der Erstuntersuchung hatte sich tatsächlich ohne besonderes therapeutisches Eingreifen eine eindrückliche Besserung eingestellt: Die Atrophie des ersten Spatium interosseum war deutlich zurückgegangen, die aktive Radialduktion des Zeigefingers war wieder aktiv möglich. Das Froment-Zeichen war negativ. Die Sensibiliät war weiterhin völlig intakt. Es musste angenommen werden, dass entweder eine trotz Befragen nicht identifizierte lokale Druckeinwirkung aufgehört hatte oder dass ein Ganglion in der Tiefe vorübergehend **Druck auf den R. profundus des Ulnarnervs** ausgeübt hatte und nunmehr in sein Bett zurückgetreten war.

FAZIT

Eine Muskelatrophie und eine rein motorische Parese bei einem älteren Menschen muss nicht notwendigerweise eine spinale Ursache haben. Das Hinauszögern einer operativen Therapie ist gelegentlich vertretbar.

20 Anstrengungskopfschmerz – ist er harmlos?

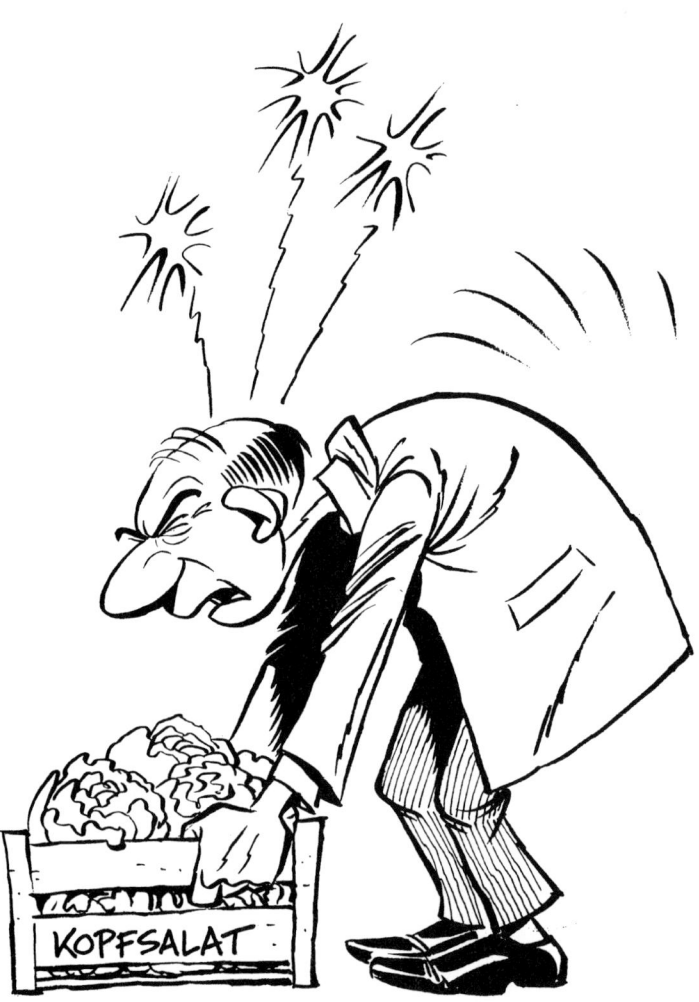

> In der Familie des Lebensmittelverkäufers Herrn B. litten seine Mutter, die Großmutter mütterlicherseits und eine Schwester viel unter Kopfschmerzen, teilweise halbseitig migräneartig. Er selbst hatte lediglich im Alter von 7 oder 8 Jahren einige Jahre häufige, diffuse Kopfschmerzen, die dann allerdings vollständig verschwanden. «

Erst im Alter von 45 Jahren stellten sich dann erneut gelegentliche diffuse, durchaus diskrete Kopfschmerzen ein, die alle paar Monate einmal eintraten und dann jeweils nur 1 – 2 Tage andauerten. Im Alter von 49 Jahren ereignete sich dann etwas für ihn Ungewohntes: Beim Bücken, um eine nur knapp 5 kg schwere Kiste mit Gemüse vom Boden aufzuheben, stellten sich ungewohnte, intensive, diffuse Kopfschmerzen ein. Diese persistierten. Nach 3 Tagen wurde wegen der vorwiegenden Lokalisation des Schmerzes im Hinterkopf ein Röntgenbild der Halswirbelsäule angefertigt, das die altersentsprechenden, degenerativen Veränderungen zeigte. Eine physiotherapeutische Behandlung brachte nach 1 Woche keine Erleichterung.

Differenzialdiagnostisch muss bei einem über Wochen andauernden Kopfschmerz an folgende Affektionen gedacht werden: Wenn früher schon immer wieder und zunehmend häufige Kopfschmerzepisoden bestanden, dann kommt eine Chronifizierung dieses Kopfschmerzes, z. B. im Sinne eines chronischen Spannungstypkopfschmerzes in Frage. Waren allerdings früher keine Kopfschmerzen vorhanden, dann ist ein solches Geschehen immer ein Alarmsymptom. In erster Linie muss an eine intrakranielle Raumforderung gedacht werden. Ist der Kopfschmerz bei einer Anstrengung, beim Pressen oder beim Husten aufgetreten, ist eine solche Raumforderung vorwiegend in der hinteren Schädelgrube zu suchen. Besonders bei einem älteren Menschen muss auch eine Riesenzellarteriitis erwogen werden. Auch ein chronisches Subduralhämatom verursacht zunehmend häufige und schließlich Dauerkopfschmerzen. Der oft erhobene Verdacht eines spondylogenen Kopfschmerzes trifft nur selten zu, ist doch der auf eine Halswirbelsäulenpathologie zurückgehende Kopfschmerz meist halbseitig und von hinten nach vorn ausstrahlend, tritt in Abhängigkeit von Kopfbewegungen auf und ist auch sonst von Zeichen einer Halswirbelsäulepathologie begleitet.

Nun wurde eine MRT des Kopfes durchgeführt. Sie zeigte eine leicht unregelmäßig konturierte, $3,5 \times 3,5$ cm messende, rundliche zystische Raumforderung. Diese breitete sich von der Basis der hinteren Schädelgrube dorsal der Medulla und dorsal des IV. Ventrikels nach kranial zwischen den Kleinhirnhemisphären aus. Der IV. Ventrikel erschien teilweise komprimiert. In den T2-gewichteten Aufnahmen war das Gebilde signalreich, in den T1-gewichteten signalarm. Nach Kontrastmittelgabe zeigte sich kein Enhancement. Vom erstuntersuchenden Radiologen wurde der **Verdacht einer Epidermoidzyste** erhoben.

Herr B. wurde nun vom Hausarzt dem Neurologen Dr. K. zugewiesen. Der im Detail erhobene Neurostatus war völlig normal, insbesondere waren weder Hirndruckzeichen noch Zeichen einer zerebellären Funktionsstörung vorhanden. Dr. K. zögerte mit der Operationsindikation: Einerseits war der Befund zwar mit einer Epidermoidzyste vereinbar, er konnte aber ebenso auf eine Arachnoidalzyste hinweisen. Eine Progredienz des Prozesses war nicht erwiesen, der Untersuchungsbefund war – wie bereits erwähnt – unauffällig und der Patient war zurzeit wieder völlig beschwerdefrei. In der hinteren Schädelgrube war in der MRT noch reichlich Reserveraum vorhanden. Der ebenfalls zugezogene erfahrene Neurochirurg hielt eine Arachnoidalzyste für wahrscheinlicher. Nach ausführlichem Gespräch mit dem Patienten, Darlegung der Überlegungen und Operationsrisiken sowie nach Aufklärung über die Zeichen eines zunehmenden Hirndrucks entschied Herr B., sich nicht operieren zu lassen. Er ist seither 2 Jahre lang beschwerdefrei geblieben und hatte auch nach Bücken oder Lastenheben keine Kopfschmerzepisoden mehr.

FAZIT

Ungewohnte Dauerkopfschmerzen erfordern immer eine nähere Abklärung. Die Auslösung von akuten Kopfschmerzen durch Bücken und Pressen ist verdächtig auf eine Raumforderung in der hinteren Schädelgrube, obwohl diese in solchen Fällen keineswegs immer nachweisbar ist. Eine Arachnoidalzyste ist – selbst wenn sie groß ist – in der Regel kein Grund für ein operatives Vorgehen.

21 War es nicht doch eine Aneurysmablutung?

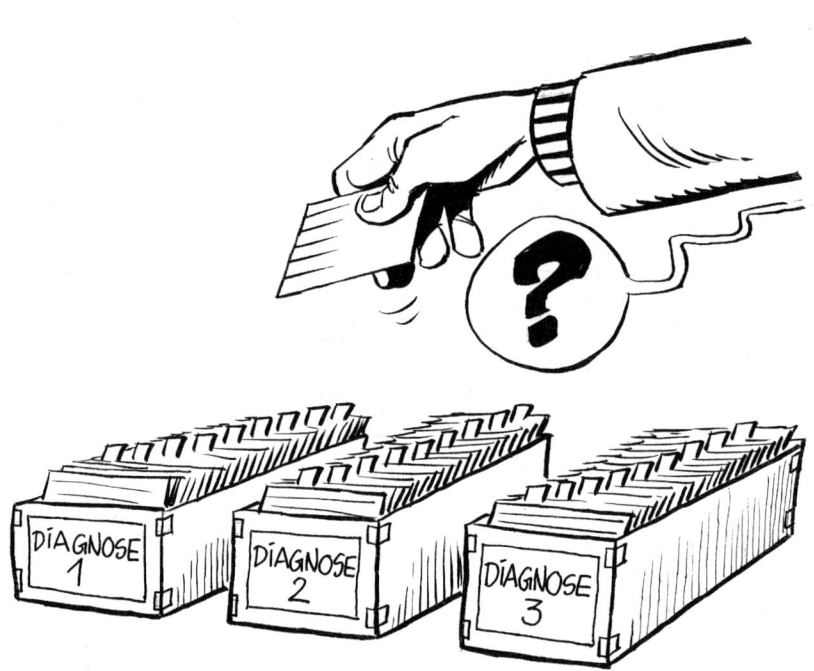

» Die gelernte Damenschneiderin, die nunmehr in einem Kleidergeschäft als Verkäuferin tätig war, war früher stets gesund. Obwohl ihre Mutter an gelegentlichen anfallsartigen Kopfschmerzen gelitten hatte, war sie selbst immer von Kopfschmerzen frei gewesen. «

Im Alter von etwa 30 Jahren trat bei ihr dann erstmals ohne besondere auslösende Ursache und ohne dass sie eine körperliche Anstrengung verichtetet hatte eine erste Kopfschmerzattacke auf, die sie wie folgt beschrieb: Innerhalb weniger Sekunden trat ein extrem intensiver Kopfschmerz auf, der in der rechten Parietalregion lokalisiert war und bis hinter das Auge ausstrahlte. Dieser extrem intensive Kopfschmerz dauerte 1–2 Minuten und anschließend fühlte sie sich wieder völlig wohl. Zugleich war das rechte Auge etwas gerötet und tränte. Der Nasengang war frei. Derartige Attacken traten dann anfänglich täglich, allerdings zu unterschiedlichen Zeiten – jedoch niemals nachts – auf. Seit einigen Monaten traten die Attacken allerdings nur noch etwa einmal wöchentlich in Erscheinung. Später – also rund 4 Jahre, nachdem die Patientin die erste derartige Kopfschmerzepisode erlitten hatte – wollte sie Wäsche in die Öffnung einer Waschmaschine einfüllen. Dies geschah ohne Bücken und ohne besondere Anstrengung. Nun trat wieder „explosionsartig" der ihr bekannte rechtsseitige Kopfschmerz auf und es war ihr „wie wenn der Kopf platzte". Die Patientin wurde dann bewusstlos und fand sich am Boden liegend mit einer Beule rechts frontal vor. Sie ging zu Bett, wobei ihr übel war, sie aber nicht erbrach. Seither habe sie ein dumpfes Druckgefühl im Kopfbereich.

Der Hausarzt schickte die Patientin nun zu dem Neurologen Dr. K. Dieser fand bei der neurologischen Untersuchung absolut normale Befunde, wobei allerdings die Untersuchung 12 Tage nach dem soeben beschriebenen Ereignis stattfand.

In dieser Situation waren **differenzialdiagnostisch** einige Überlegungen anzustellen. Die stets und ausnahmslos einseitig auf der rechten Seite lokalisierten Kopfschmerzattacken, die anfänglich täglich aufgetreten und auch noch von einer Rötung des Auges begleitet waren, ließen zunächst an einen Clusterkopfschmerz denken. Die Dauer von nur wenigen Minuten allerdings war hierfür sehr ungewöhnlich. Es fehlten auch das „fahrplanmäßige" Auftreten und die nächtlichen Attacken. Zu der außerordentlich kurzen Dauer der Kopfschmerz-Episoden hätte das „exploding head syndrome" gepasst, das allerdings meist bei älteren Frauen vorkam. Ein „thunderclap headache" dauert in der Regel mindestens 1 Stunde und ist nicht so streng lokalisiert wie bei dieser Patientin. Eine rezidivierende Subarachnoidalblutung wiederholt sich nicht über Jahre regelmäßig jeden Tag und verursacht nur die oben beschriebenen Beschwerden.

Die Patientin war besorgt und besonders die kürzliche Bewusstlosigkeit im Zusammenhang mit einer der Kopfschmerzattacken verunsicherte sie und ihre Ärzte. Es wurde deshalb noch eine Angio-MRT durchgeführt, die kein Aneurysma und keine arteriovenöse Missbildung zeigte. Diagnostisch lag also ein atypisches **„exploding head syndrome"**, ein **atypisches „thunderclap headache"** oder aber ein **atypischer Clusterkopfschmerz** vor. Eine Akuttherapie der Kopfschmerzepisoden war wegen deren Kürze nicht möglich. Eine prophylaktische Behandlung schien aufgrund der seltener gewordenen und stets nur äußerst kurz andauernden Attacken nicht notwendig zu sein.

FAZIT

Kopfschmerzen lassen sich nicht immer einem der klassischen Krankheitsbilder zuordnen.
Schlagartige, intensivste Kopfschmerzen sind nicht immer Ausdruck einer Subarachnoidalblutung.

22 Bewusstseinsstörungen bei Herzrhythmusstörung?

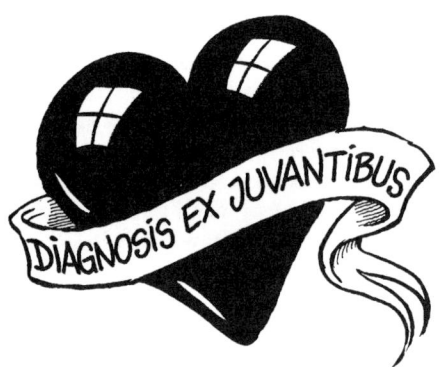

DIAGNOSIS EX JUVANTIBUS

» Der aus Portugal stammende Gärtnereiarbeiter Herr M. lebte schon seit 25 Jahren in der Schweiz. Er hatte in der Jugend ein rheumatisches Fieber durchgemacht, und es war daraus ein Mitralvitium entstanden. Im Alter von 40 Jahren wurde ein Mitralklappenersatz vorgenommen. «

Schon wenige Wochen nach diesem Eingriff traten bei ihm anfallsartige Störungen auf, die er wie folgt beschrieb: Plötzlich hatte er unangenehme Sensationen, die er als „Schwindel" bezeichnete. Gelegentlich, aber keineswegs immer, sank er bei diesen Störungen auch zu Boden und war wenige Minuten bewusstlos. Zuckungen waren nie vorhanden. Man interpretierte diese Störungen als Synkopen und Ausdruck einer Herzfunktionsstörung und implantierte 17 Jahre nach dem Eingriff einen „pacemaker". Die anfallsartigen Störungen allerdings dauerten weiterhin an, obwohl die Schrittmacherfunktion in Ordnung war. In dieser Situation wies der Hausarzt seinen Patienten dem Neurologen Dr. K zu.

Diesem schilderten Herr M. und die ihn begleitende Ehefrau die Störungen sehr genau: Die Anfälle traten jeweils bei vollem Wohlbefinden auf. Manchmal waren sie von einer unangenehmen Sensation begleitet, die von der Magengrube aufstieg und mit einem als fremdartig empfundenen Zustand verbunden war. Die Umwelt erschien ihm wie in einem Nebel. Andere Male war der Patient in seinem Verhalten eigenartig, nicht bewusstlos, jedoch offensichtlich nicht klar bei Sinnen. Die Ehefrau gebrauchte den Ausdruck „wie wenn es nicht mehr im Kopf schaltet". Er war entweder ruhig oder er sprach Unsinniges und erkannte seine Ehefrau nicht. Das Ganze klang nach 1–2 Minuten ab, selten dauerte es einige Minuten länger. Anschließend hatte er jeweils eine vollständige Amnesie hinsichtlich dieser kurzen Episode. Meistens stürzte er nicht, andere Male aber sank er dann gewissermaßen sanft zu Boden. Er zuckte nie. Dieser Vorgang konnte mehrmals täglich auftreten.

Bei der eingehenden neurologischen Untersuchung konnten keinerlei pathologische Befunde erhoben werden. Ein EEG war – wie auch schon früher abgeleitete EEG – unauffällig. Eine MRT-Untersuchung verweigerte der an einer Klaustrophobie leidende Patient.

In dieser Situation waren eine Reihe von **differenzialdiagnostischen Überlegungen** anzubringen. Bei dem Herzpatienten war es durchaus verständlich, dass man zunächst an kardial bedingte Störungen dachte, insbesondere an Adams-Stokes-Anfälle. Diese sind aber immer mit Bewusstlosigkeit und Hinstürzen verbunden, was bei Herrn M. nicht der Fall war. Charakteristisch war das Anfallsartige, die kurze Dauer und die veränderte Bewusstseinslage mit einer gestörten Beziehung zur Umwelt. Diese Besonderheiten sind hochgradig typisch für **komplex-partielle Anfälle im Rahmen einer Schläfenlappenepilepsie.** Das EEG ist bei mehr als der Hälfte dieser Fälle im Intervall unauffällig. Für diese Hypothese sprach auch die Tatsache, dass sich eine ätiologische Erklärung in der Herzpathologie und der Herzoperation anbot. Bereits das Mitralklappenvitium als Folge einer Endokarditis konnte zerebrale Embolien zur Folge haben und dasselbe gilt auch für den operativen Mitralklappenersatz. Infolge zerebraler Embolien und entsprechender ischämischer Herde kommt es dann nicht selten zu einer narbenbedingten fokalen Epilepsie.

Beweisend für diese diagnostische Annahme war dann der Erfolg einer konsequent durchgeführten Behandlung mit Depakin, die in einer Dosierung von 1200 mg die früher fast täglich aufgetretenen anfallsartigen Störungen vollständig zum Verschwinden brachte.

FAZIT

Auch beim Vorliegen einer kardialen Pathologie können anfallsartige Störungen primär zerebralen Ursprungs sein. Erfahrungsgemäß wird die Diagnose von komplex-partiellen Anfällen oft verzögert gestellt. Bestätigend für diese Diagnose ist nicht so sehr das EEG, sondern vielmehr ex juvantibus der Therapieerfolg.

**Beinschmerz rechts bei
Belastung – Diskushernie?**

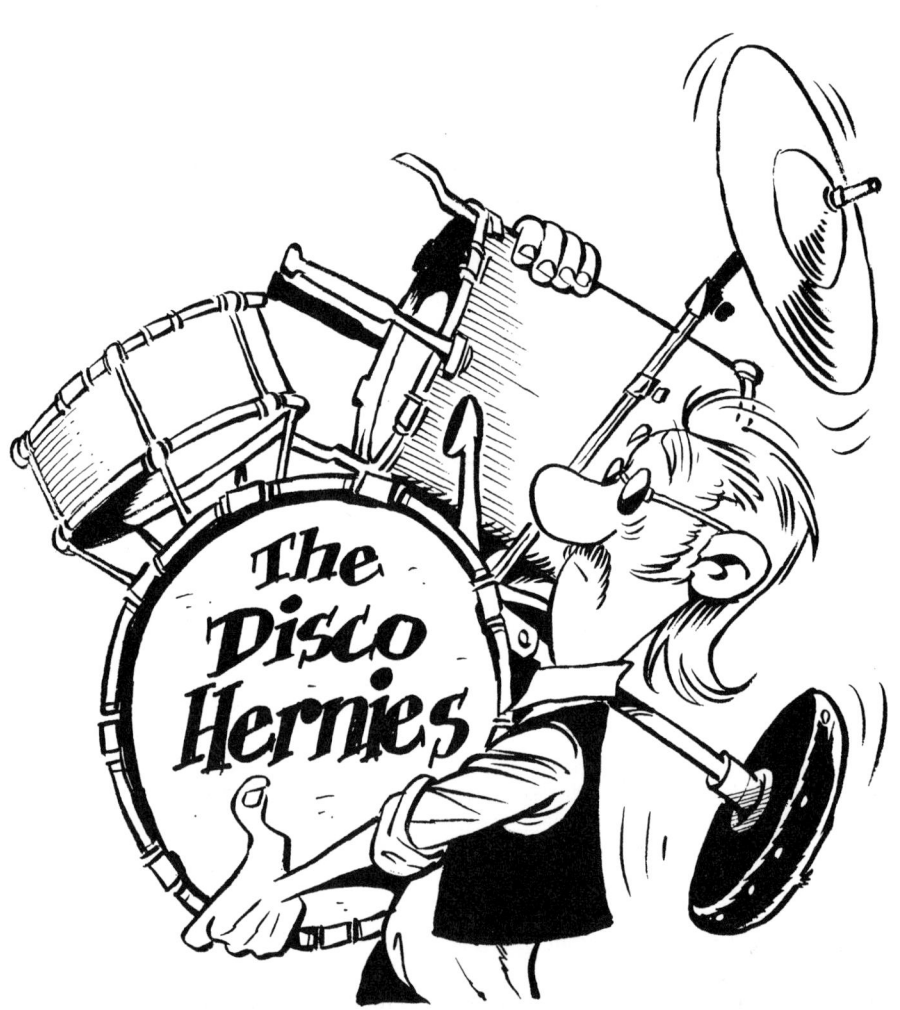

The Disco Hernies

» Der familiär nicht mit Rückenproblemen belastete Musiker und hochbegabte Schlagzeuger hatte im Alter von 33 Jahren einmal einen akuten Hexenschuss, jedoch ohne ischialgische Ausstrahlungen. Viel später, im Alter von 42 Jahren, trat folgendes Problem auf: Beim Bedienen seines Schlagzeugs in sitzender Stellung trat jeweils nach etwa einer halben Stunde intensiven Musizierens ein ziehender Schmerz auf, der vom Gesäß auszugehen schien und die ganze Rückseite des rechten Beines bis zur Fußsohle einnahm. Der Patient hatte zusätzlich den Eindruck, Mühe mit dem Heben des Fußes zu haben. Dadurch wurde die Bedienung des Pedals seiner Batterie erschwert und die Qualität seines Spiels war beeinträchtigt. Auch bei längerem Sitzen, z. B. im Zug, und wenn er das Instrument nicht bediente, konnten ähnliche, wenn auch weniger ausgeprägte Beschwerden auftreten.

Mehrere neurologische Untersuchungen waren stets negativ gewesen, insbesondere waren keine Auffälligkeiten im Bereiche der Wirbelsäule klinisch nachweisbar und keine Zeichen einer Wurzelläsion an den unteren Extremitäten. Auch bildgebende Untersuchungen der Lendenwirbelsäule (CT und MRT) waren unauffällig. «

Wegen der Hartnäckigkeit und der seinen Beruf gefährdenden Intensität der Beschwerden konsultierte er einen weiteren Neurologen. Dr. K. erfuhr zunächst die gleiche Schilderung wie frühere Untersucher. Zusätzlich allerdings berichtete ihm bei einer zweiten Befragung der Patient, dass er eigentlich „die Kontrolle über das rechte Bein verliere". Das Tempo und die fließende Regelmäßigkeit, mit der er sonst seinen rechten Fuß bewege, leide, die Bewegungen seien unregelmäßig, schlecht koordiniert und verkrampft. Dr. K. ließ nun den Patienten sein Schlagzeug und den von ihm verwendeten Stuhl in die Praxis bringen. Eine kurze Zeit erschallten nun im Sprechzimmer die rhythmischen Schläge von Pauke und Tellern. Nach 10 Minuten wurde es offensichtlich, dass die vorher raschen und rhythmischen Perkussionen unregelmäßig und verzögert wurden. Als dann anschließend das Gefühl der eigentlichen Lähmung auftrat,

konnte objektiv jedoch keinerlei motorische Schwäche für die Dorsalextension oder Plantarflexion des Fußes oder der Zehen festgestellt werden und der Achillessehnenreflex blieb gut auslösbar. Nun ergänzte der Patient die Anamnese und sagte, dass er als Schüler im Alter von 12 Jahren begann, Schlagzeug zu spielen. Er hatte dies alles als Autodidakt erlernt und war dann ohne spezielle systematische Schulung schließlich zu einem Meister dieser Branche avanciert. Die von ihm spontan gewählte Sitzstellung war wesentlich niedriger als dies bei anderen Schlagzeugern üblich war. Dadurch war die Stellung seiner Oberschenkel nicht wie heute klassisch gefordert horizontal, sondern bei dem tiefen Sitz leicht bis zum Knie ansteigend. Er habe sogar einen Teil des Stativs seiner Instrumente speziell absägen lassen müssen, damit sie auf diese tiefere Sitzhaltung angepasst werden konnten.

Damit drängte sich nun eine neue Interpretation der jeweils durch die Betätigung des rechten Beines ausgelösten Beschwerden auf, nämlich die Annahme einer **fokalen berufsbedingten Dystonie**, wie sie übrigens bei Musikern im Bereiche der oberen Extremitäten häufig zu finden ist. Spitzenleistungen beim Bedienen der Musikinstrumente sind nur bei außerordentlich rascher Betätigung verschiedener Muskelgruppen erreichbar, wobei Agonisten und Antagonisten meist alternierend und in rascher, optimal koordinierter Folge eingesetzt werden müssen. Die somit außerordentlich hohen Ansprüche an die motorische Koordination und die motorischen Abläufe stellt an sich schon oft eine Überforderung dar. Dies führt dann zu dystonen Störungen, entweder aufgrund dieser Überforderung oder wenn zusätzliche Momente – im vorliegenden Fall eine nicht optimale Sitzhöhe – hinzukommen.

Nach Besprechung der Situation mit dem intelligenten und motivierten Mann begriff dieser das Problem und änderte durch einen höheren Sitz die Ausgangshaltung. Die Beschwerden verschwanden und nach einer Weile sagten ihm die Kollegen, dass er als Schlagzeuger „noch viel besser als früher" sei.

FAZIT

Nicht jeder intermittierende Schmerz im Bein ist eine Ischialgie oder eine Diskushernie. In seltenen Fällen ist auch einmal eine dystone Störung die Ursache.

24 Es zuckt links

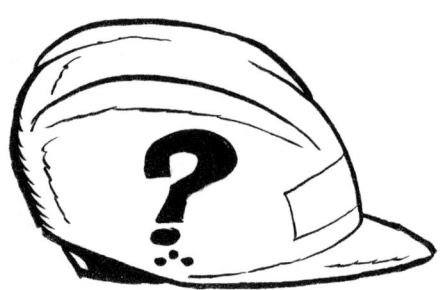

» Der Tiefbauingenieur Herr K. war familiär nicht mit Epilepsie belastet. Die Geburt war unauffällig, er war Rechtshänder, hatte in der frühen Kindheit Tuberkulose und später im Rahmen zahlreicher Auslandsaufenthalte mehrfach Malaria und Bilharziose. Er war starker Raucher und kein Alkoholiker. Im mittleren Lebensalter traten bis zweimal pro Woche stets linksseitige frontale intensive Kopfschmerzen mit gleichzeitig verstopfter Nase auf. «

Ein neues Problem manifestierte sich erstmals im Alter von 50 Jahren: Damals traten an einem Abend zunächst rhythmische Zuckungen im Bereiche der linken Gesichtshälfte, bald auch des linken Arms ununterbrochen während 1 Stunde auf. Es kam zu keiner Bewusstseinsstörung und die Zuckungen klangen spontan ab. Zwei Jahre später trat eine ungeklärte plötzliche Bewusstlosigkeit ohne Zuckungen auf, die etwa 10 Minuten dauerte. Damals wurde er in eine Klinik eingewiesen und der neurologische Befund war negativ. Ein weiteres Jahr später stellten sich wiederum Zuckungen im Gesicht und am linken Arm etwa 1 Stunde lang ein. 10 Jahre nach dem erstmaligen Auftreten der Zuckungen wurden ein weiteres Mal solche Zuckungen beobachtet, diesmal beim Einschlafen, während 1 Stunde im Gesicht und linken Arm. Ein weiteres Jahr später wiederholte sich dies im Verlauf von nur 10 Tagen 3-mal. Noch einmal sei betont, dass mit Ausnahme einer einmaligen Bewusstlosigkeit (ohne vorausgegangene Zuckungen) nie eine Bewusstseinsstörung diese Phänomene begleitete und anschließend an die wiederholten repetitiv auftretenden Phasen mit Zuckungen nie eine Halbseitenschwäche auftrat. Der neurologische Untersuchungsbefund, den der konsiliarisch anlässlich einer Klinikeinweisung im Rahmen der letzten Episoden zugezogene Neurologe Dr. N. erhob, war wiederum – wie auch schon 10 Jahre zuvor – unauffällig.

Das anfallsartige Auftreten **rhythmischer Zuckungen**, die auf eine Körperregion beschränkt bleiben, entspricht stets einem epileptischen Geschehen. Sofern keine (sekundäre) Generalisierung auftritt, ist dies nicht von einer Bewusstseinsstörung begleitet. Grundsätzlich kann eine solche fokale Epilepsie auf eine einzelne Körperregion beschränkt bleiben und ist in der Regel dann nur kurz, meist nur wenige Minuten lang. Es kann sich aber auch ein zunächst linksseitiges Zucken einer Körperregion auf weitere Teile der gleichen Körperseite ausbreiten. Sofern diese Ausbreitung auf die gesamte Körperhälfte erfolgt und dann abklingt, spricht man von einer **Jackson-Epilepsie**. Wenn im Anschluss an Zuckungen einer Körperhälfte eine vorübergehende Lähmung zurückbleibt, spricht man von einem **„hemiconvulsion hemiplegia syndrome" (HHS)**. Wenn immer wieder Zuckungen einer begrenzten Körperregion oder einer Körperhälfte mit dazwischen liegenden längeren Pausen auftreten, wird man von einem Status fokaler Anfälle sprechen. Wenn schließlich, wie im vorliegenden Fall, über eine längere Zeit – hier über mehrere Stunden – dauernde rhythmische Zuckungen der gleichen Körperregion vorhanden sind, spricht man von einer **Epilepsia partialis continua Koschevnikov**. Dies kann auch Tage andauern. Hierbei lassen sich auch während des Anfalls vielfach keine epilepsiespezifischen Potenziale nachweisen, möglicherweise weil die Zone, in der sich die pathologischen Entladungen abspielen, topographisch außerordentlich begrenzt ist. Grundsätzlich erfordert aber eine solche Situation immer die Suche nach einer fokalen Ursache.

Nichtrhythmische Zuckungen bzw. Kontraktionen einer begrenzten Körperregion lassen ihrerseits an eine ganze Reihe von nicht epileptischen Phänomenen denken, so z. B. an einen hemifazialen Spasmus, einen Tic, choreatische Bewegungen oder tonische Hirnstammanfälle.

Bei Herrn K. drängte sich trotz des negativen neurologischen Befundes, trotz einer unauffälligen Schädel-CT (ohne Kontrastmittel) vor Jahren und trotz des bereits über 10-jährigen Verlaufs der Erkrankung aus einem speziellen Grund eine vertiefte Suche nach einer fokalen Ursache auf: Der Patient hatte früher anfallsartige, stets rechtsseitige Kopfschmerzepisoden und weist nunmehr stets linksseitige fokale epileptische Anfälle auf. Dadurch liegt der Verdacht einer kleinen (in der CT nicht erfassten) fokalen Veränderung nahe, z. B. ein Angiom, ein Kavernom oder ein anderes kleines fokales Geschehen. Entsprechend wurde eine MRT mit Kontrastmittel durchgeführt, die jedoch negativ war. Rein hypothetisch konnte vermutet werden, dass der Patient aufgrund der rechtsseitigen vasomotorischen Kopfschmerzepisoden – die einige Charakteristika der Migräne und einige des Clusterkopfschmerzes aufwiesen – eine kleine ischämische Läsion im Bereich der vorderen Zentralwindung erlitten hatte, die nun Ursache der fokalen Epilepsie war.

Eine Therapie mit Carbamazepin über die folgenden 3 Jahre wurde durchgeführt. Der Patient hatte während dieser Zeit bei einer Dosisreduktion des Carbamazepins von 600 auf 400 mg täglich erneut eine allerdings nur 10 Minuten dauernde Phase mit linksseitigen Zuckungen in Gesicht und Arm. Die Therapie des weiterhin voll berufstätigen und auch oft im Ausland wirkenden Mannes wurde deshalb mit einer Carbamazepindosis von 600 mg täglich weitergeführt.

FAZIT

Halbseitige motorische Zuckungen erfordern eine Reihe diagnostischer Überlegungen.

25 Gangstörung bei Polyneuropathie?

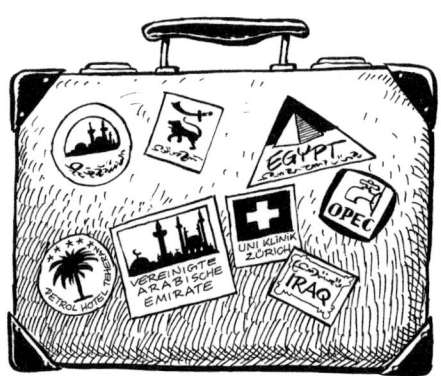

» Der Patient war ursprünglich Geologe, übernahm aber bald Management-Funktionen für einen großen internationalen Ölkonzern und war somit auf der ganzen Welt tätig. Zum Teil erlebte er auch sehr strapaziöse Aufenthalte im vorderen Orient. Dennoch hatte er sich stets sehr guter Gesundheit erfreut. «

Etwa zum Zeitpunkt seiner Pensionierung, als er auch wieder endgültig in sein Heimatland zurückkehrte, bemerkte er eine ganz diskrete Unsicherheit beim Gehen, der er zunächst keine Beachtung schenkte. Im Laufe von 2–3 Jahren nahm diese Unsicherheit zu und besonders das rechte Bein wollte nicht mehr so richtig folgen. Dann traten auch unbestimmte Gefühlsstörungen beider Hände auf und er hatte Mühe, mit den Fingern feinere Gegenstände zu ergreifen und ließ solche auch gelegentlich fallen. Als dann auch eine gewisse Schwäche der Arme hinzukam, suchte er erstmals den Hausarzt auf, der ihn an einen Neurologen weiterempfahl.

Bei der ersten neurologischen Untersuchung fielen dem Untersucher eine Verminderung des Berührungssinnes und des Vibrationssinnes an den unteren Extremitäten auf. Die Muskeleigenreflexe waren allerdings bis auf einen fehlenden ASR rechts erhalten. Auch an den oberen Extremitäten fanden sich beidseits Gefühlsstörungen der Finger, sodass beispielsweise Gegenstände bei geschlossenen Augen nicht richtig erkannt werden konnten. Elektromyographisch zeigten sich Denervationszeichen zwar nicht an den unteren, jedoch an vereinzelten distalen Muskeln der oberen Extremitäten. Das Bild wurde als Ausdruck einer vorwiegend sensiblen Polyneuropathie gedeutet. Eine Lumbalpunktion ergab ein erhöhtes Gesamteiweiß von 1,2 g/l ohne Zellzahlerhöhung und ohne monoklonale Komponenten im Liquor. Auch eine MRT der Lendenwirbelsäule wurde durchgeführt, die unauffällig war. Eine Ätiologie für die vermutete Polyneuropathie konnte allerdings nie ausgemacht werden: Es bestand kein Verdacht eines Diabetes, es gab keine Hinweise auf eine Arteriitis, eine Hypothyreose, chronischen Alkoholismus oder andere toxische Einwirkungen.

Als die Gangstörungen dann allmählich zunahmen und der sehr vitale und aktive Patient massiv behindert war, suchte er für eine Zweitmeinung von sich aus den Neurologen Dr. K. auf. Fast 1 Jahr nach der Erstuntersuchung durch einen Neurologen konnten nun weitere und aufschlußreiche Befunde erhoben werden: an den Hirnnerven keine Ausfälle, keine Steigerung der perioralen Reflexe, kein Retraktionsreflex der Nackenmuskulatur beim tangentialen Beklopfen der Nasenwurzel von oben nach unten. An den oberen Extremitäten bestand eine ausgesprochene motorische Schwäche der proximalen Muskeln, während die distalen Muskeln nicht betroffen zu sein schienen. Die Muskeleigenreflexe waren am linken Arm pathologisch gesteigert mit einem positiven Adduktionsreflex der rechten Schulter. Die Sensibilität war handschuhartig diffus an beiden Händen subjektiv verändert, jedoch war das Münzenerkennen noch möglich und die Zweipunktdiskrimination nicht verbreitert. Der Vibrationssinn an der linken Hand war allerdings verkürzt, kein sensibles Niveau. An den unteren Extremitäten war keine motorische Parese, jedoch ein pathologisch erhöhter Streckertonus; es lagen gesteigerte PSR beidseits und ein zu lebhafter ASR links bei fehlendem ASR rechts vor. Beidseits bestand ein sicher positiver Babinski-Reflex, der Vibrationssinn war beidseits vermindert. Der Gang war unsicher, nicht eigentlich ataktisch, aber auch nicht eindeutig spastisch. Die nachträgliche Frage nach einem durchgemachten Hexenschuss mit Ischias (in Hinblick auf den rechts fehlenden ASR) ergab zwar kein früheres Ischiassyn-

drom, jedoch das eines Achillessehnenrisses vor 15 Jahren, der operativ versorgt werden musste.

Das Zustandsbild mit gesteigerten Muskeleigenreflexen und Pyramidenzeichen sowohl an den oberen wie an den unteren Extremitäten kombiniert mit diffusen Sensibilitätsstörungen an den Händen und bei unauffälligen Befunden an den Hirnnerven deutete auf einen Prozess im Bereiche des Halsmarks hin. Im Hinblick auf die langsame Progredienz und das Alter des Patienten war die Annahme einer **Myelopathie bei Zervikalspondylose** am wahrscheinlichsten. Tatsächlich ergab eine MRT-Untersuchung der Halswirbelsäule den Befund einer hochgradigen Einengung derselben auf 3 Segmenten mit entsprechender Signalanomalie im Bereiche des Halsmarks. Dies erklärte einerseits die zunehmenden Gangstörungen und die Pyramidenzeichen an den unteren Extremitäten, andererseits aber auch die gesteigerten Reflexe an den oberen Extremitäten und die diffusen Sensibilitätsstörungen der Hände. Der fehlende ASR rechts hatte nichts mit dem aktuellen Leiden zu tun, sondern wurde durch den durchgemachten Achillessehnenriss befriedigend erklärt.

Der Patient wurde operativ behandelt, wobei eine Dekompression von dorsal zugleich mit einer Spondylodese der Segmente C5 und C6 durchgeführt wurde. In den folgenden Jahren war keine weitere Zunahme der Behinderung festzustellen, jedoch leider auch keine befriedigende Besserung.

FAZIT

Eine Polyneuropathie ist durch das Vorhandensein diffuser Sensibilitätsstörungen an den Extremitäten allein nicht bewiesen. Gegen eine Polyneuropathie spricht auch das Vorhandensein eines lebhaften Achillessehnenreflexes (der andere fehlte aus krankheitsfremden Gründen). Es ist ebenso ungewöhnlich, dass eine Polyneuropathie schon zu Beginn auch die Hände betrifft. Der gleichzeitige Befall langer Rückenmarksbahnen sowie der oberen Extremitäten unter Aussparung der Hirnnerven verpflichtet zur Suche nach einem Halsmarkprozess.

26 Diffuse Faszikulationen – also amyotrophische Lateralsklerose ?

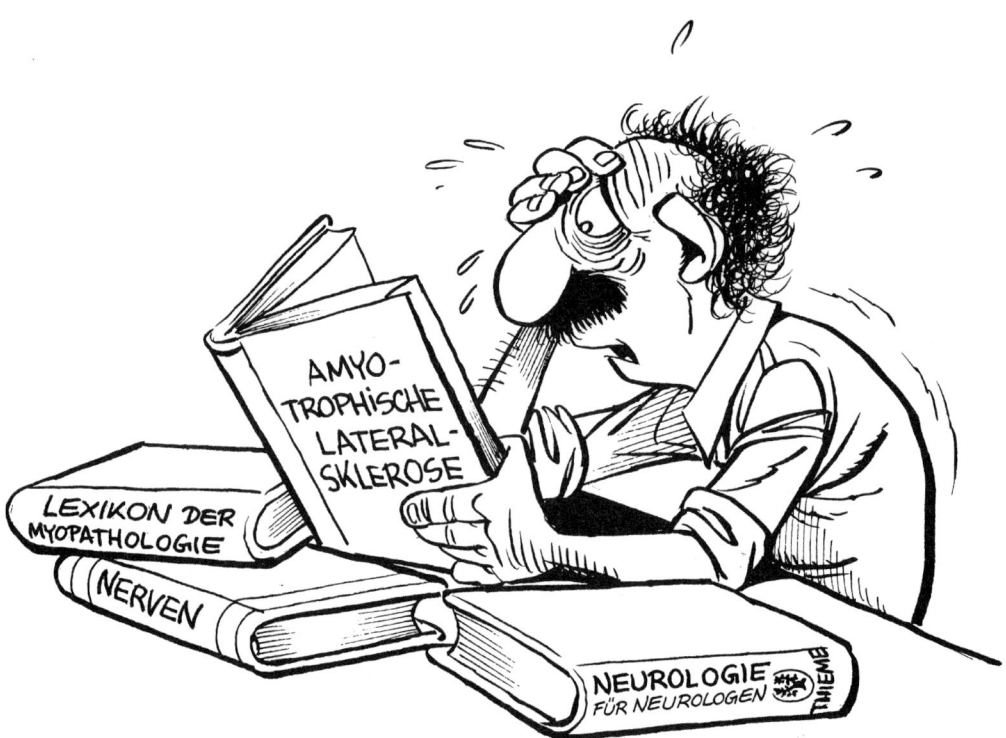

» Der familiär nicht mit Nervenleiden oder psychischen Problemen belastete Bauingenieur erlebte in seinem von Kriegswirren zerrütteten Heimatland politische Verfolgung und war u. a. unter lebensbedrohlichen Bedingungen in Haft. Es gelang ihm später, sein Land zu verlassen und als Flüchtling in die Schweiz zu kommen. Hier fand er dann eine im Vergleich zu seinen Qualifikationen äußerst bescheidene Arbeit. «

Rund 3 Jahre später stellten sich bei ihm ungewohnte Beschwerden ein: zunächst unbestimmte Magenbeschwerden und schwer zu beschreibende Atemprobleme. Bald gesellten sich dann Faszikulationen hinzu, die er in praktisch allen Muskelgruppen seines Körpers wahrnahm. Er konnte diese durch Betätigung der entsprechenden Muskeln provozieren. Er schilderte sie seiner Frau, die Ärztin war und ebenfalls als Flüchtling mit ihm in die Schweiz gekommen war. Immer mehr widmete er seine Aufmerksamkeit den Faszikulationen und er studierte zahlreiche Bücher und Werke über die amyotrophische Lateralsklerose. Schmerzen negierte er, ebenso Sensibilitätsstörungen. Hingegen empfand er eine Schwäche der Muskulatur an verschiedenen Stellen, sodass er schließlich von sich aus seine bescheidene Arbeitsstelle „krankheitsbedingt" aufgab. Während 1 Jahres vegetierte er dann zu Hause, saß herum und das Gespräch drehte sich nur noch um seine Angst vor der amyotrophischen Lateralsklerose. Er suchte zahlreiche Ärzte auf, u. a. auch mehrere Neurologen in verschiedenen Schweizer Städten. Alle konnten bei ihm nur normale neurologische Befunde erheben und 3 elektromyographische Untersuchungen waren ebenfalls unauffällig. Eine 2-monatige psychiatrische stationäre Betreuung und die Gabe von Antidepressiva nützten nicht, ebenso wenig die weitere psychiatrische ambulante Betreuung.

Bei der erneuten neurologischen Untersuchung durch Dr. K. war wiederum nichts Pathologisches feststellbar. Es bestanden keine Muskelatrophien und keinerlei erkennbare motorische Schwäche einzelner Muskelgruppen. Zum Zeitpunkt der Untersuchung waren auch keine Faszikulationen, keine bulbären Zeichen und symmetrische, nicht gesteigerte Muskeleigenreflexe festzustellen. Pyramidenzeichen lagen nicht vor. Auch eine erneute elektromyographische Untersuchung ergab nichts Auffälliges, insbesondere keine Zeichen einer chronischen Denervation. Es musste erneut angenommen werden, dass bei dem Patienten keine organische Erkrankung des Nervensystems vorlag.

Faszikulationen sind ein Phänomen, das objektiv vorhanden ein Verdachtsmoment einer chronischen Vorderhornerkrankung darstellt. Daneben kommen aber generalisierte Faszikulationen – meist zugleich mit Missempfindungen oder Schmerzen – auch als Ausdruck des seltenen **„pain fasciculation syndrome"** vor, eine gutartige Besonderheit ohne Progression und nicht von Muskelatrophie oder Paresen begleitet. Dies kann dann – besonders bei Personen aus dem medizinischen Bereich – Grund zu großer Besorgnis sein. Fokale Faszikulationen in bestimmten Muskelgruppen sind beim Gesunden nicht selten und spielen sich hier dann meist um die Augenlider und in den Wadenmuskeln ab. Aber auch andere Muskelgruppen können über lange Perioden Faszikulationen aufweisen, was dann in der Regel Ausdruck einer chronischen Wurzelläsion ist. Dies führt dann übrigens nicht selten auch zu einer Hypertrophie der betroffenen Muskelgruppe. Im vorliegenden Fall lagen offenbar zeitweise generalisierte Faszikulationen vor, die zweifellos harmlos waren, wäre doch beim Vorhandensein eines chronischen Vorderhornprozesses im Laufe von 2 Jahren eine Muskelatrophie, eine motorische Schwäche oder zumindest ein elektromyographisches Korrelat nachweisbar gewesen. Bei dem Patienten hatten diese Faszikulationen zu einer hypochondrisch gefärbten Angstreaktion geführt. Die Erlebnisse in seinem Heimatland und während der Haft mochten zusätzlich pathogen gewesen sein.

FAZIT

Nicht alle Faszikulationen sind Ausdruck einer chronischen Vorderhornerkrankung.

27 Warum dement?

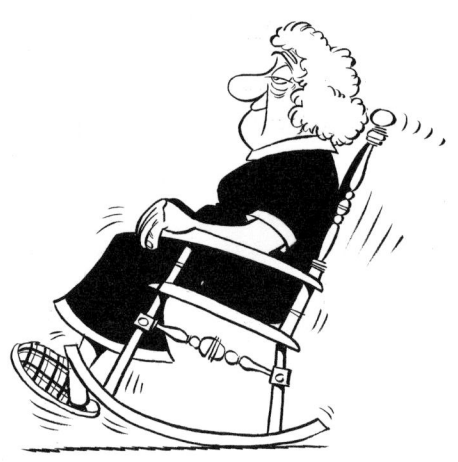

» Die aus dem ehemaligen Jugoslawien stammende Patientin lebt seit 25 Jahren in der Schweiz. Der Mann, Hilfsarbeiter, war vor 10 Jahren verstorben und sie hatte, verwitwet, wie auch schon früher in der Küche verschiedener Gaststätten einfachere Arbeiten verrichtet. Es war bei ihr seit vielen Jahren ein Nikotinabusus bekannt und auch ihr Alkoholkonsum war überdurchschnittlich. Mit 63 Jahren erhielt sie dann ihre Altersrente, putzte aber noch einige Jahre lang in privaten Haushaltungen. Daneben betreute sie ihren alkoholkranken Sohn. Vor rund 3 Jahren stellte der Hausarzt eine arterielle Hypertonie mit Werten um 170/95 mmHg fest. Eine von ihm verordnete antihypertensive Therapie wurde von der Patientin nur einen Monat lang durchgeführt. «

Mitte 1998 suchte sie den Hausarzt wieder auf, da sie eine Schwäche des linken Beines und eine Ungeschicklichkeit der linken Hand feststellte. Der Hausarzt stellte ein linksseitiges Hemisyndrom mit Reflexsteigerung und positivem Babinski-Reflex fest und erneuerte die Verschreibung eines Antihypertensivums. Etwa im Februar 1999 traten zusätzlich Sprachstörungen auf: Sie hatte Mühe, die richtigen Worte zu finden und verwendete unangemessene Worte. Auch wurde die Sprache immer spärlicher, in dem bis dahin gut geführten Haushalt wurde sie zunehmend unzuverlässiger, vergaß Mahlzeiten zuzubereiten, verwechselte die Wochentage und wollte am Sonntag einkaufen gehen. Sie ging deshalb zunächst zum Hausarzt und wurde von da zur Abklärung in ein Krankenhaus eingewiesen.

Im Sommer 1999, also rund 4–5 Monate nach Beginn der Sprachstörungen und der Gedächtnisprobleme fanden sich internistisch zu hohe Blutdruckwerte, die in der Größenordnung zwischen 160/180 mmHg systolisch bzw. 85/103 mmHg diastolisch lagen. Es lag eine Linksherzhypertrophie sowie eine diskrete basale Lungenstauung vor. Die Blutsenkung war nicht erhöht, Kreatinin, GOT, GPT und γ-GT waren unauffällig, T3, T4 und TSH im Normbereich. HIV und TPHA waren negativ.

Wegen mangelnder Mitarbeit konnte der Geruchssinn nicht geprüft werden. Vom Krankenhaus wurde der Neurologe Dr. K. konsiliarisch zugezogen. Neuropsychologisch lag eine schwere Demenz vor, wobei sich die Patientin den ganzen Tag apathisch und passiv verhielt und stundenlang vor einer auseinander gefalteten Zeitung ohne zu lesen am Tisch sitzen konnte. Zwar gab sie dem Untersucher die Hand, beantwortete jedoch Fragen lediglich mit „jajaja". Es waren keinerlei Spontansprache, kein Befolgen von verbalen Aufforderungen und keine spontanen verbalen Äußerungen vorhanden. Bei der eigentlichen neurologischen Untersuchung konnte beidseits ein Saugreflex ausgelöst werden, die perioralen Reflexe waren sehr lebhaft. An den Papillen waren keine Stauungszeichen vorhanden. Durch Schreckreaktion geprüft, zeigte sich eine homonyme Hemianopsie nach links. Normales Pupillenspiel. Beidseits bestand an den oberen Extremitäten eine hochgradige Beugerspastizität und an den unteren Extremitäten beidseits eine deutliche Streckspastizität. Die Muskeleigenreflexe waren pathologisch gesteigert. An beiden Händen konnte ein ausgeprägter Greifreflex nachgewiesen werden. Der Babinski-Reflex war beidseits positiv. Der Gang war nur gestützt möglich und zeitweise blieb sie mit der linken Fußspitze am Boden hängen.

Es ging also um die **Differenzialdiagnose einer schnell progredienten Demenz** bei einer 78-jährigen Frau. Gegen eine senile Demenz vom Alzheimer-Typ sprach das sehr rasche Fortschreiten der Demenz. Einer Demenz infolge eines Hirntumors widersprach die Tatsache, dass zwar Pyramidenbahnzeichen vorhanden waren, diese jedoch beidseits waren und keine eigentliche unilaterale fokale Läsion aus dem Neurostatus abgeleitet werden konnte. Man musste somit an einen diffusen bzw. multipel lokalisierten zerebralen Prozess denken. Als solcher konnte sowohl eine multilokuläre entzündliche oder raumfordernde Erkrankung einerseits, eine multilokuläre vaskuläre Affektion andererseits vermutet werden.

Im Rahmen der weiteren Abklärungen wurde ein normaler Liquorbefund erhoben. Eine CT hatte lediglich eine diffuse Hirnatrophie ergeben. Die dann noch durchgeführte MRT mit „flair-images" zeigte das Vorhandensein einer Reihe z.T. älterer, z.T. frischer Infarkte, die sowohl kortikal wie subkortikal in beiden Großhirnhemisphären, jedoch auch in den Stammganglien und im Hirnstamm lokalisiert waren. Es musste somit die Diagnose einer **Multiinfarktdemenz** gestellt werden, auf die schon die vorhandenen Risikofaktoren (Alter, arterielle Hypertonie und Nikotinabusus) – insbesondere auch die Episode mit linksseitigen Hemisymptomen 1 Jahr vorher – und die aphasische Störung zu Beginn der demenziellen Entwicklung hinwiesen. Als Ursache des Multiinfarktsyndroms musste eine Mikroangiopathie angenommen werden, hier wohl auf sklerotischer Basis, nachdem u.a. eine Lues und wegen des normalen Liquors wohl auch eine Arteriits ausgeschlossen werden konnten. Das Bild entsprach in mancher Hinsicht dem, was auch als **subkortikale Demenz** oder **Binswanger-Krankheit** bezeichnet wird.

FAZIT

Nicht jede Demenz ist eine Alzheimer-Erkrankung.

28 Akute Polyradikulitis?

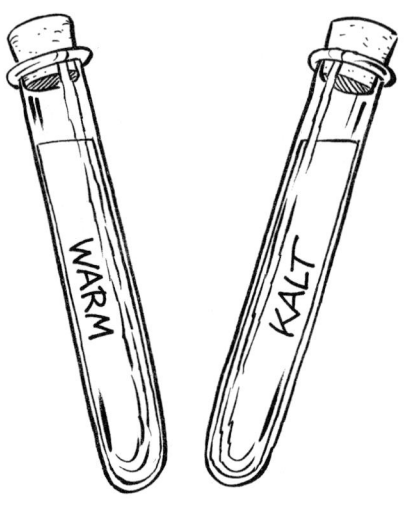

» Der Patient war schon im Alter von 2 Jahren mit seinen aus Süditalien stammenden Eltern in die Schweiz gekommen. Er war hier aufgewachsen und in die Schule gegangen. Immer war er gesund, entwickelte sich zu einem athletischen Jungen und spielte im Sommer aktiv Fußball. Wintersport hatte er aufgrund äußerer Umstände nie betrieben und darum erst im Alter von 16 Jahren – von der Familie eines Schulfreundes eingeladen – Gelegenheit, Ski fahren zu lernen. Hierbei stürzte er mehrmals, einmal auf hartgetretenem Schnee direkt auf das Gesäß, sodass ihm einen Augenblick der Atem wegblieb. Er hatte anschließend auch Schmerzen in der Lumbalgegend, die dann nach einer Viertelstunde aber abklangen. Es bestanden keine Lähmung und Gangschwierigkeiten. Am folgenden Tag ging er nicht mehr Ski fahren, da er eine gewisse Schwäche der Beine empfand. Gegen Mittag legte er sich auf das Bett und hier trat dann offenbar innerhalb weniger Minuten eine Parese beider Füße auf, die er praktisch nicht mehr bewegen konnte. Zugleich bemerkte er auch eine Gefühlsstörung der Fußsohlen sowie des Gesäßes beidseits. «

Am Abend jenes Tages wurde er in ein Krankenhaus eingewiesen. Hier fand man eine hochgradige Dorsalextensionsparese beider Füße und der Zehen sowie eine weniger ausgeprägte Plantarflexionsschwäche der Füße beidseits. Der ASR war links lebhaft, rechts etwas schwächer, aber beidseits sicher auslösbar, der Babinski-Reflex war negativ, aber es bestand eine Hypästhesie für die Berührung der Fußsohle und im klassischen Reithosenbereich. Man vermutete eine Polyradikulitis Guillain Barré und begann eine Behandlung mit 75 mg Prednison. Am folgenden Morgen berichtete die Krankenschwester, dass der Patient seit seinem Eintritt am vorherigen, späteren Nachmittag nicht habe Wasser lassen können und er nun das Bett leicht nässe. Man stellte eine Überlaufblase fest und musste 1 1/2 l Harn mit dem Katheter ablassen. Man fertigte eine CT der Lendenregion an, die unauffällig war und insbesondere keine Raumforderung und keine (luxierte) Diskushernie zeigte.

In dieser Situation wurde der Neurologe Dr. K. zugezogen. Dieser fand im Bereich der Hirnnerven und der oberen Extremitäten nichts Pathologisches. Im klassischen Reithosenbezirk beidseits über den Gesäßbacken und an der Rückseite der Oberschenkel bestand eine deutliche Hypästhesie für Berührung, jedoch auch in der Perigenitalregion und am Penis war eine solche vorhanden. Der Tonus des Sphincter ani externus war nicht vermindert. Auch an der Fußsohle zeigte sich beidseits eine deutliche Hypästhesie. PSR und ASR waren links deutlich lebhafter als rechts, der Babinski-Reflex war weiterhin beidseits negativ. Es bestand eine hochgradige, aber nicht vollständige Parese für Dorsalextension und Plantarflexion der Füße. Es wurde nun auch der Temperatursinn geprüft, der einzig im Bereiche der rechten Sakralregion und an der rechten Gesäßbacke eine eindeutige dissoziierte Sensibilitätsstörung ergab, sodass bei noch vorhandener Berührungsempfindung die Temperatur nicht erkannt werden konnte.

Die **Differenzialdiagnose** umfasste zunächst eine ganze Reihe von möglichen Krankheitsbildern: Gegen eine Polyradikulitis sprach die außerordentliche Schnelligkeit (weniger als 1 Stunde), mit der die Fußparese auftrat. Eine derartige Lähmung im Rahmen einer Polyradikulitis wäre übrigens bei noch erhaltenem ASR nicht denkbar. Eine Blasenlähmung gehört nicht zum Krankheitsbild einer Polyradikulitis. Ein akutes Kaudasyndrom wäre initial durchaus denkbar gewesen, waren doch die Lähmung und die Sensibilitätsstörung vorwiegend in den sakralen Segmenten lokalisiert. Auch die Blasenlähmung hätte sehr wohl dazugepasst. Im Hinblick auf den Sturz auf das Gesäß wäre eine luxierte mediane Diskushernie sehr wohl denkbar gewesen. Sie wurde allerdings durch die CT-Untersuchung ausgeschlossen. Ausschlaggebend für die Diagnose war dann der Nachweis einer dissoziierten Sensibilitätsstörung in den sakralen Segmenten rechts. Damit musste man eine intramedulläre Läsion mit einem partiellen Brown-Séquard annehmen, charakterisiert durch die dissoziierte Sensibilitätsstörung auf der rechten Seite im Bereich der sakralen Segmente und eine Steigerung der Muskeleigenreflexe auf der linken Seite.

Die nun durchgeführte MRT ergab einen **ischämischen Erweichungsherd im kaudalen Rückenmark** am Übergang der lumbalen zu den sakralen Segmenten auf der linken Seite. Eine Raumforderung oder eine Diskushernie auf dieser Höhe konnte nicht nachgewiesen werden. Im Hinblick auf das Auftreten der Ischämie im Anschluss an einen Sturz auf das Gesäß wäre allerdings durchaus auch eine traumatisch bedingte Läsion der A. spinalis magna Adamkiewicz denkbar, die ja häufiger links als rechts, meist zwischen den Segmenten L2/L3, in den Spinalkanal eintritt. Eindeutig zu entscheiden war dies nicht.

FAZIT

Eine subakute bis akute Beinlähmung kann verschiedene Ursachen haben. Die Prüfung des Temperatursinnes ist eine oft unterlassene, aber gelegentlich diagnostisch entscheidende Untersuchung. Sie erlaubt die Diagnose einer intramedullären Läsion.

Chronische Schmerzen

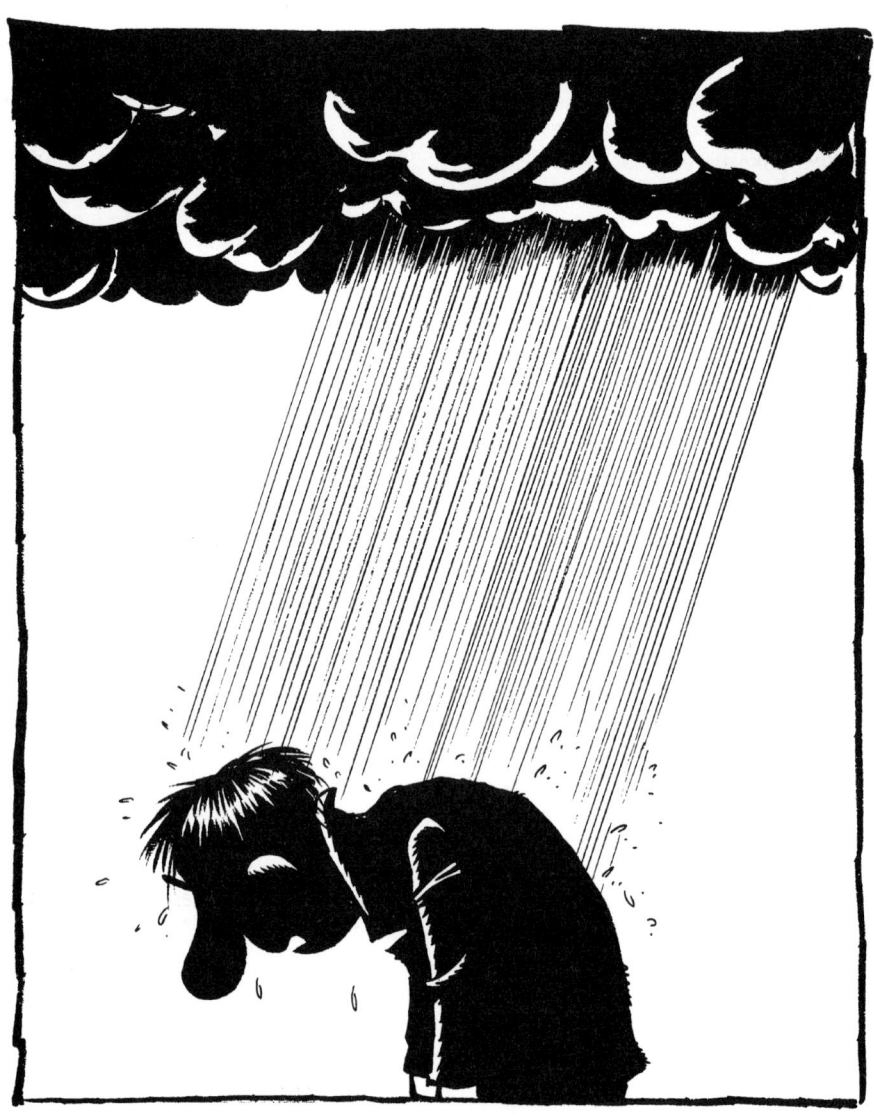

>> Der früher als Pferdepfleger arbeitende, ledige Mann hatte in der Kindheit miterlebt, wie der oft betrunkene Vater, der an einer Leberzirrhose verstarb, in angetrunkenem Zustand seine Ehefrau schlug. Er selbst stürzte als Kleinkind in einen niedrigen Brunnentrog, konnte sehr schnell daraus gerettet werden, musste jedoch in eine Klinik eingewiesen werden. Man führte auf dieses Ereignis eine verzögerte psychische Entwicklung zurück und er wurde deshalb 6 Jahre in einem Heim für zerebral geschädigte Kinder untergebracht. Hier wurde er oft geschlagen und misshandelt und man versuchte auch, ihn sexuell zu missbrauchen. Er musste mehrere Schulklassen wiederholen und konnte keine Lehre absolvieren. <<

Erstmals im Alter von 25 Jahren erlitt der Patient einen schweren Verkehrsunfall mit Fraktur des rechten Unterschenkels. Er wurde insgesamt 10-mal operiert und trug lange einen Gips. Wegen chronischer Rückenbeschwerden wurde 10 Jahre später zunächst eine Diskushernie operiert und nach einem weiteren Jahr erfolgte eine Spondylodese der Segmente L4/L5 und L5/S1. Wegen einer Beinlängendifferenz wurde im folgenden Jahr eine Osteotomie des linken Femurs durchgeführt. Nach 2 weiteren Jahren wurde er das Opfer einer Auffahrkollision mit einer Distorsionsverletzung der Halswirbelsäule. Daran anschließendend und seither bestanden Schmerzen im Nacken und im Hinterkopfbereich. Die Exherese eines Okzipitalnervs und eine später durchgeführte Spondylodese des Halssegments C4/C5 brachten keine Erleichterung. Wegen hartnäckiger Armschmerzen wurde auf beiden Seiten, aber leider erfolglos ein Karpaltunnel operiert. Vor wenigen Monaten wurde wegen eines Hallux rigidus der linken Großzehe ebenfalls operativ vorgegangen.

Das sich im Laufe der Jahre entwickelnde chronische Schmerzsyndrom mit Lokalisation in den unteren Extremitäten, aber auch im lumbalen Rückenbereich, im Nacken, im Kopf und in beiden Ar-

men erforderte nun seit etwa 20 Jahren ständige Therapie. Schmerzmittel mussten in immer höherer Dosis gegeben werden, und es wurden immer stärkere Analgetika notwendig. Vor 3 Jahren wurde auch eine intrathekale Morphiumpumpe eingesetzt, die gut gewirkt habe, aber die man dann wieder entfernte. Seit mehreren Jahren ist er vollständig arbeitsunfähig und erhält eine volle Invalidenrente. Zurzeit appliziert er sich selbst regelmäßig ein- bis mehrmals täglich Tramalinjektionen und wegen einer neu hinzugekommenen Migräne nimmt er auch ein Triptan.

Bei der Untersuchung durch den Neurologen Dr. K. fielen eine dysarthrische Sprache und nach mehreren Augenoperationen ein Status mit residualem Strabismus auf. Sonst war der Neuralstatus unauffällig.

Das **chronische Schmerzsyndrom** des Patienten hatte ursprünglich zweifellos organische Ursachen im Sinne der oben erwähnten Unfallfolgen. Da die übliche chirurgische Behandlung der Leiden zunächst keine befriedigende Linderung der Schmerzen erbrachte, erfolgte eine Eskalation mehrerer chirurgischer Eingriffe. Es ist in solchen Fällen wichtig, das „Terrain" zu erkennen, das prädisponierend für eine Chronifizierung von Schmerzen ist und größte Zurückhaltung bei der Anwendung eingreifender Therapien nahe legt. Derartige Risikofaktoren sind: Gewalterlebnisse in der Kindheit und – wie wohl auch bei diesem Patienten – eine möglicherweise durch Hypoxie in der frühen Kindheit bedingte zerebrale Schädigung mit entsprechender intellektueller Minderbegabung. In dem fortgeschrittenen Stadium, wie es unser Patient aufweist, nach jahrezehntelanger chronischer Schmerzanamnese und einem täglichen Konsum potenter Schmerzmittel, bei ungünstigem sozialem Umfeld und einer seit Jahren schon bestehenden Berentung ist eine wesentliche Besserung nicht zu erwarten. In dieser Situation ist eine Therapie mit Opiaten zur Erlangung einer akzeptablen Lebensqualität durchaus vertretbar.

FAZIT

Bei der Therapie schmerzhafter Affektionen sollte die persönliche Biographie des Patienten und seine Gesamtpersönlichkeit beachtet werden, um nutzlose Eingriffe zu vermeiden und um Grenzen der Therapiemöglichkeiten und das Risiko einer Chronifizierung von Schmerzen zu erkennen.

30 Panikattacken nach traumatischem Erlebnis?

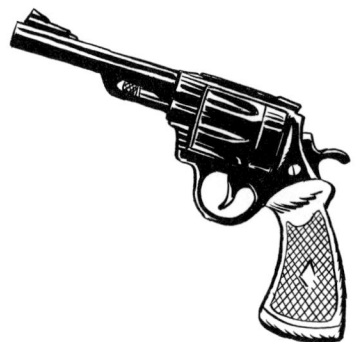

» Die damals 22-jährige Direktionssekretärin war früher stets gesund und hatte nie irgendwelche neurotische Züge gezeigt oder psychische Schwierigkeiten gehabt. Ihr gleichaltriger Freund, Bankangestellter, war ein Waffennarr. An seinem Geburtstag schenkte sie ihm einen Smith & Wesson-Trommelrevolver, den er sich schon lange gewünscht hatte. Auch die entsprechende 6,5-Munition lag bei. Begeistert spielte er mit der Waffe, lud sie und ungewollt löste sich ein Schuss. Dieser traf die Freundin am Hals und durchschlug links die Carotis communis. Sie verlor sofort das Bewusstsein. Entsetzt, aber geistesgegenwärtig drückte der Freund mit einem zusammengeballten Taschentuch auf die heftig blutende Halswunde, rief sofort die Sanitäter und mit Blaulicht wurde die Verletzte in die nahe liegende Universitätsklinik gefahren. Hier gelang es in einer Notoperation, den zerfetzten Wandteil der Karotis mit einem „patch" zu bedecken. Aus Narkose und Bewusstlosigkeit erwacht, hatte die Patientin anfänglich eine Hemiparese rechts, die sich jedoch im Laufe von wenigen Tagen vollständig zurückbildete. Schon 10 Tage später verließ sie scheinbar geheilt die Klinik. Die Patientin nahm ihre Berufstätigkeit 2 Monate nach dem Ereignis wieder in vollem Umfang auf. Die Beziehung zu ihrem Freund war durch das Ereignis belastet und auch sonst nicht in jeder Hinsicht glücklich. Schließlich trennten sich die beiden rund 4 Monate nach dem tragischen Unfall. «

Wenige Wochen später traten bei der Patientin Störungen auf, die sie außerordentlich belasteten: Plötzlich empfand sie eine intensive Angst, fühlte sich verunsichert und war eine Viertelstunde bis eine halbe Stunde nicht mehr in der Lage, ihre Arbeit regulär auszuführen. Derartige Störungen wiederholten sich in unregelmäßigen Abständen alle paar Wochen, aber gelegentlich auch bis zu 2- oder 3-mal pro Woche. Sie suchte zunächst ihre Hausärztin auf, die sie einem Psychiater zuwies. Man diagnostizierte Panikattacken, die man mit dem traumatischen Erlebnis und mit der Auflösung der Beziehung erklärte. An der Arbeitsstelle traten Schwierigkeiten auf und es ging nun auch um die Begutachtung des Zustands und um die Klärung seiner Beziehung zu dem Unfallgeschehen. Die persönliche Haftpflichtversicherung des Schützen erkannte den Zusammenhang der Panikattacken mit dem Geschehen wegen des zeitlichen Intervalls von 4 Monaten nicht an. Die Patientin wurde deshalb dem Neurologen Dr. K. zur Begutachtung zugewiesen.

Bei der näheren Befragung schilderte sie nun ihre anfallsartigen Störungen etwas genauer. Ohne irgendeine erkennbare auslösende Ursache verspürte sie plötzlich ein schwer zu beschreibendes inneres Entfremdungsgefühl: Ihr Umfeld schien ihr unwirklich, wie weit weg, sie nahm die Umwelt wie durch eine Mattscheibe wahr. Wohl hörte sie, was man ihr sagte, verstand jedoch die Bedeutung nicht. Zugleich verspürte sie eine intensive innere Angst. Begleitet war das Ganze auch von körperlichen Sensationen: Es schien ihr, wie wenn von der Magengrube aus etwas gegen die Kehle aufsteigen würde. Sie hatte das Gefühl, nicht genügend Luft zu bekommen, verspürte auch Herzklopfen und ein unbestimmtes Schwindelgefühl. Eine begleitende Freundin war 2-mal Zeugin dieser Störungen gewesen und ergänzte: Während einer Störung hatte die Patientin einen starren, wie abwesenden Blick, und sie machte auch unsinnige, wischende Bewegungen auf dem Tisch, an dem sie gerade saß.

Die obige Schilderung, die anfallsartige Wiederholung der Störungen, die jeweils nur von kurzer Dauer waren, erweckten den Verdacht von sog. **komplex-partiellen Anfällen**, früher als Temporallappenepilepsie bezeichnet. Zwar war ein EEG, das daraufhin abgeleitet wurde, in Bezug auf epilepsiespezifische Potenziale unauffällig, zeigte jedoch über der linken Temporalregion vermehrt langsame Wellen. Eine MR-Untersuchung ließ eine diskrete Atrophie und eine Signalstörung im linken Temporallappen erkennen. Somit handelte es sich um komplex-partielle Anfälle infolge der durch die vorübergehende zerebrale Ischämie ausgelösten herdförmigen Veränderungen im linken Temporallappen. Demnach waren Unfallfolgen vorhanden. Daraus ergab sich einerseits die Kostenübernahme durch die Haftpflichtversicherung des Schützen, andererseits aber auch eine im Anschluss eingeleitete und erfolgreiche Behandlung mit Carbamazepin.

FAZIT

Panikattacken müssen gegenüber komplex-partiellen Anfällen immer sorgfältig abgegrenzt werden.

31 Brown-Séquard-Syndrom – multiple Sklerose?

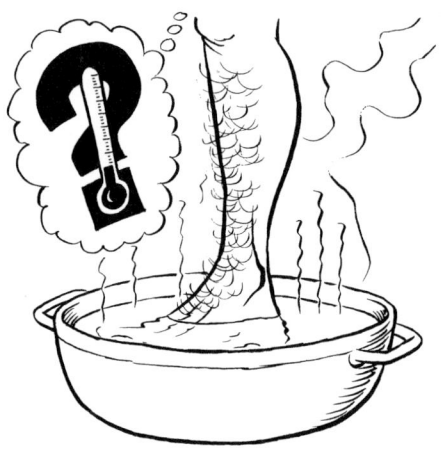

> Der beruflich erfolgreiche Optiker war früher gesund und sehr sportlich. Insbesondere hatte er nie irgendwelche vorübergehende Sehstörungen, Doppelbilder, Lähmungserscheinungen oder Störungen beim Wasserlassen. «

Im Alter von 35 Jahren erwachte er eines Morgens mit heftigen Kopfschmerzen, intensiven Nackenschmerzen und anschließend auch diskreten Rückenschmerzen. Man stellte eine Nackensteifigkeit fest, aber keine weiteren neurologischen Ausfälle. Er wurde in die Klinik eingewiesen und eine Lumbalpunktion ergab xanthochromen Liquor. Die Suche nach einer Blutungsquelle mittels Karotis- und Vertebralisarteriographie war negativ. Er erholte sich und war dann beschwerdefrei. Rund 4 Monate später traten diffuse Missempfindungen im ganzen Körper auf, aber erst nach weiteren 4 Monaten, also rund 8 Monate nach dem oben beschriebenen akuten Kopfschmerz bemerkte er gewissermaßen zufällig, dass sein rechtes Bein kein Gefühl mehr für die Temperatur des Wassers beim Einsteigen in ein warmes Bad hatte. Daraufhin wurde näher untersucht und man stellte fest, dass er am linken Bein gesteigerte Muskeleigenreflexe und einen positiven Babinski-Reflex hatte, rechts hingegen eine dissozierte Sensibilitätsstörung bis hin zum Nabel. Es lag somit ein **linksseitiges Brown-Séquard-Syndrom auf Höhe des 8. thorakalen Segments** vor.

Die ätiologische Abklärung umfasste CT und verschiedene MR-Untersuchungen. Die Deutung der Bilder und des gesamten klinischen Befundes war recht unterschiedlich: Wohl fand sich eine Verlagerung des Rückenmarks auf Höhe Th8 nach ventral durch einen extramedullären Prozess, zugleich aber auch eine Signalanomalie im Inneren des Rückenmarks. Man erwog einen Tumor, eine Arachnoidalzyste oder eine multiple Sklerose. Die letztere Diagnose wurde dann trotz eines Liquorbefundes, der lediglich eine Eiweißerhöhung auf 71 mg%, aber keine oligoklonale Zonierung zeigte und trotz einer Schädel-MR-Untersuchung, die keine Veränderungen aufwies, hauptsächlich in Betracht gezogen.

Während der folgenden 10 Jahre suchte der verunsicherte Patient mehrere in- und ausländische Kliniken bis hin zur Mayo-Klinik auf. Eine sichere

Diagnose konnte nicht gestellt werden. Da jedoch im Laufe der Jahre die Symptome völlig konstant blieben und er keineswegs wirklich behindert war, glaubte er bald auch selbst nicht mehr an eine multiple Sklerose. 11 Jahre nach der Erstuntersuchung ließ er nun erneut eine MR-Untersuchung durchführen. Mit diesen neuen Bildern, die dank moderner Technologie von besonders guter Qualität waren, suchte er nun den Neurologen Dr. K. auf. Die Bilder zeigten auf Höhe des 8. Brustsegments das nach ventral und rechts verlagerte Rückenmark und in dessen Innerem eine Signalanomalie, die kein Gadolinium annahm. Das Rückenmark war hier diskret verschmälert. Vor allem aber zeigten sich innerhalb des Duralsackes 2 weitere im Querschnitt runde bis rundovale Gebilde. Gemeinsam mit einem universitären Neuroradiologen ergab sich die Diagnose der außerordentlich seltenen **Duplikatur (bzw. Verdreifachung) des Duralsacks**. Möglicherweise hatte eine Blutung aus einer nicht identifizierten Blutungsquelle zu einer Füllung dieses akzessorischen Duralsacks mit Blut später zu seiner Volumenzunahme und damit zur Kompression des Rückenmarks geführt.

Differenzialdiagnostisch muss beim Auftreten eines Brown-Séquard-Syndroms Verschiedenes erwogen werden. Wenn diese halbseitige Läsion des Rückenmarks schlagartig auftritt, dann handelt es sich um ein vaskuläres Geschehen oder um eine traumatische Läsion (Trauma von außen, akute Diskushernie im zervikothorakalen Bereich etc.). Hat die Läsion sich rasch, aber nicht schlagartig eingestellt, kommt z. B. ein epidurales Hämatom (mit intensiven Schmerzen, Entwicklung über Stunden bis zu einem halben Tag) oder auch eine ischämische Läsion (Entwicklung über Stunden bis mehrere Tage) in Frage. Eine noch langsamere Zunahme der Symptomatik erwartet man bei einer Raumforderung. Auch eine multiple Sklerose kann einmal zu einem Brown-Séquard-Syndrom führen.

Trotz der jetzt identifizierten gutartigen Ursache des Brown-Séquard-Syndroms wurde bewusst auf eine operative Korrektur verzichtet: Nach fast 11 Jahren mit völlig konstantem neurologischem Bild und bei keinerlei Behinderung schien es nicht vernünftig, das neue biologische Gleichgewicht durch eine operative Entfernung des komprimierenden akzessorischen Duralsacks zu stören. Der intelligente und gebildete Patient wurde entsprechend informiert, war mit dem Prozedere einverstanden und weiß, dass er sich beim Auftreten neuer Symptome wieder melden soll.

Fazit 1

Bei einem Brown-Séquard-Syndrom ist eine breite differenzialdiagnostische Palette zu erwägen. Von den z. T. seltenen Ursachen sind eine Myelitis, eine Ischämie und v. a. ein Tumor die häufigsten. Die hier vorhandene Duplikatur eines Duralsacks ist eine extreme Seltenheit. Entscheidend sind die bildgebenden Untersuchungsverfahren.

Fazit 2

Ein konstant bleibender (gutartiger) raumfordernder Prozess im Schädelinnern oder im Spinalkanal ist nicht eo ipso ein Grund zur operativen Beseitigung. Dies sollte unterlassen werden, wenn sich innerhalb vieler Jahre ein neues biologisches Gleichgewicht eingestellt hat und der Patient keine Progredienz der Symptome und keine nennenswerte Behinderung aufweist.

32
Migräne oder nicht Migräne?

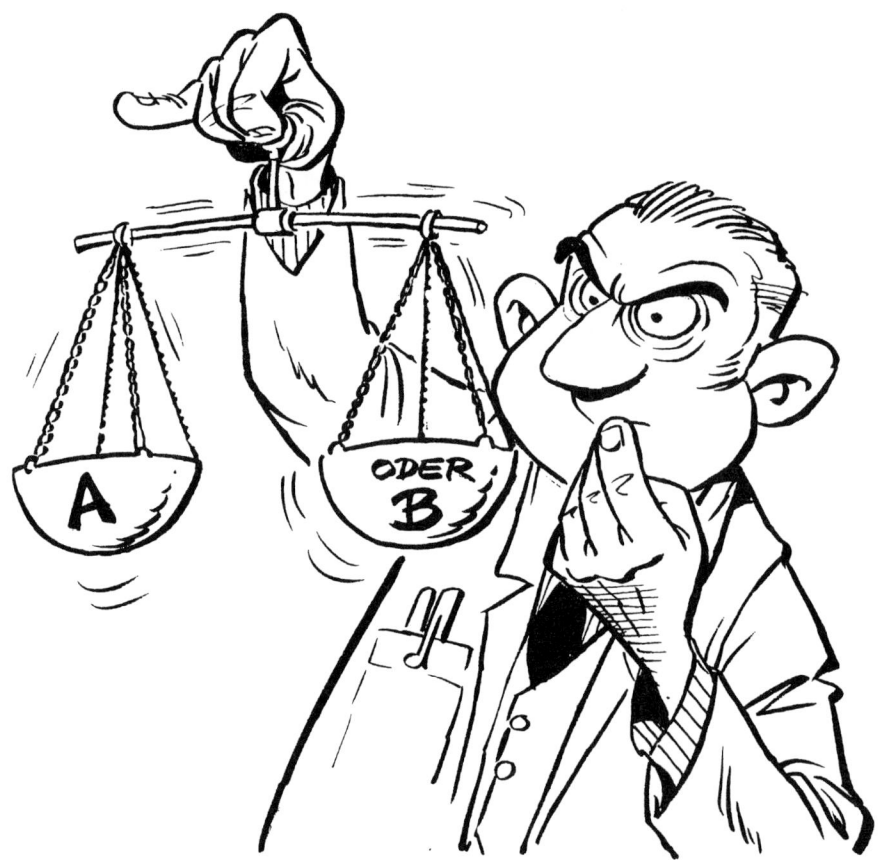

>> In der Familie der gelernten Kindergärtnerin Frau E. litten der Vater an diffusen Kopfschmerzen und die Mutter bis zum 25. Lebensjahr an halbseitigen Kopfschmerzen, die als Migräne bezeichnet wurden. Persönlich war sie früher stets gesund, war sportlich, rauchte nicht und nahm keine Ovulationshemmer. <<

Im Alter von etwa 10 Jahren hatte die Patientin erstmals und daran anschließend jedes Jahr einmal bzw. einige Male kurzdauernde Episoden ungeklärter Bauchschmerzen. Verschiedene Untersuchungen ergaben immer normale Befunde und man ließ schließlich die Sache auf sich beruhen. Im Alter von 15 Jahren hatte sie dann erstmals eine Kopfschmerzepisode. Die gleiche Art Kopfschmerz wiederholte sich dann immer wieder bis sie schließlich im Alter von 27 Jahren diesen nun endlich abklären wollte. Sie hatte also seit dem 15. Lebensjahr folgende Kopfschmerzen: Die Schmerzattacken spielten sich immer und ausschließlich auf der linken Seite, vorwiegend im Stirnbereich ab. Nie hatte sie rechts Kopfschmerzen. Die Schmerzen waren von außerordentlicher Intensität und sie meinte, dass sie in einer Schmerzskala von 0–10 ihre Schmerzen als „11" angeben würde. Die Kopfschmerzen dauerten in der Regel nur kurz, meistens nur 1 Stunde, selten ein wenig länger. Während der Anfälle hatte sie Brechreiz und musste häufig profus erbrechen. Sie war auch lichtempfindlich. Die Patientin war bleich, jedoch fielen den Betrachtern sonst keine Besonderheiten auf, v.a. hatte sie keine Rötung des linken Auges, das linke Nasenloch floss nicht besonders und sie hatte auch keinen verstopften Nasengang. Sie weinte, so stark waren die Schmerzen und während der Schmerzanfälle konnte sie nicht ruhig bleiben, sondern wippte z.B. in ihrem Bett rhythmisch hin und her. Sie konnte hierbei nicht mehr denken und nicht mehr handeln. Die Kopfschmerzepisoden konnten zu jeder Tageszeit auftreten, weckten sie aber besonders häufig in der Nacht. Die Häufigkeit war unterschiedlich, aber sie hatte manchmal bis zu täglich eine Kopfschmerzepisode während 3 Wochen. Sie hatte jeweils während 4–6 Wochen gehäufte Anfälle, dann aber war sie zwischendurch viele Monate, ja bis zu 1½ Jahren vollständig kopfschmerzfrei. Wenn die Attacken gehäuft auftraten, wirkte sich dies auch auf ihren Tagesablauf und ihre Berufstätigkeit sehr negativ aus, sodass sie häufig die zu betreuenden Kinder heimschicken musste und schließlich ihre Arbeitsstelle gefährdet war.

Frau E. suchte viele Ärzte auf. Die diagnostische Deutung war unterschiedlich, meist wurde aber eine Migräne diagnostiziert, einmal sprach man von Trigeminusneuralgie. Einzig die in letzter Zeit begonnene Behandlung mit Triptan, das sie sich selbst s.c. zu injizieren lernte, wirkte, und die Kopfschmerzen verschwanden dann nach rund 20 Mi-

nuten. Sie musste jedoch manchmal bei gehäuften Anfällen bis zu 3-mal innerhalb von 24 Stunden eine Triptaninjektion vornehmen.

Als sie von ihrem Hausarzt dem Neurologen Dr. K. zugewiesen wurde, konnte dieser bei der Untersuchung keinerlei pathologische Befunde erheben. Schon früher war von anderer Seite eine CT des Kopfes durchgeführt worden, die ebenfalls normal war und ein Kollege hatte bereits ein EEG abgeleitet, das auch keine pathologischen Befunde ergab.

Die **Differenzialdiagnose** von anfallsartig auftretenden halbseitigen Kopfschmerzen umfasst einige häufigere und einige wenige sehr seltene Kopfschmerzarten. Der häufigste halbseitige Kopfschmerz ist die echte Migräne. Irgendwann aber wechselt die Migräne auch die Kopfseite. Bei Frau E. allerdings waren die Schmerzen seit 17 Jahren stets und ausnahmslos auf der linken Seite vorhanden. Bei der Trigeminusneuralgie treten die Schmerzattacken immer auf der gleichen Seite auf. Sie sind allerdings in der Regel nicht im 1. Trigeminusast (Schläfe und Stirne), sondern wesentlich häufiger im 2. und 3. Ast lokalisiert. Des Weiteren dauern diese Schmerzattacken nur wenige Sekunden und nicht 1–2 Stunden. Auch die Schmerzen beim Clusterkopfschmerz (Erythroprosopalgie, Bing-Horton-Kopfschmerz) sind auch immer auf der gleichen Seite. Allerdings ist der Clusterkopfschmerz wesentlich häufiger bei Männern, tritt in der Regel erst im späteren Lebensalter auf, ist meist nicht von Erbrechen begleitet und während des Anfalls wird eine Rötung des Auges beobachtet, das homolaterale Nasenloch ist entweder verstopft oder es fließt. Die Anfälle treten gehäuft in der Nacht auf. Dr. K., der schon sehr viele Kopfschmerz-Patienten in seinem Leben gesehen hatte, wusste, dass sich der Kopfschmerz nicht immer durch die Kriterien der offiziellen Listen der Internationalen Kopfschmerz-Gesellschaft (IHS) definieren lässt. Bei Frau E. sprachen gewisse Faktoren für eine Migräne: Die familiäre Belastung, die in der früheren Kindheit vorhandenen Bauchschmerzepisoden („Nabelkoliken"), der Beginn der Kopfschmerzepisoden im 2. Lebensjahrzehnt, das häufige Erbrechen und das weibliche Geschlecht. Andere Faktoren allerdings sprachen für einen Clusterkopfschmerz: die relativ kurze Dauer der Anfälle, das gehäufte Auftreten in der Nacht, die stete und ausnahmslose Gleichseitigkeit, die Hauptlokalisation im Schläfen-Stirn-Bereich, die gehäuften Anfälle innerhalb von Wochen, die jahrelangen freien Intervalle und schließlich das Ansprechen auf s.c. Triptaninjektionen (auf die allerdings auch die Migräne anspricht). Allerdings sprachen gegen einen Clusterkopfschmerz das Geschlecht der Patientin, das Auftreten schon im 15. Lebensjahr, das begleitende Erbrechen und die Lichtempfindlichkeit, das Fehlen einer begleitenden Augenrötung und des Tränens sowie der Nasenverstopfung. Eine Trigeminusneuralgie war ausgeschlossen: Bei dieser Affektion sind die Schmerzen im Gesichtsbereich lokalisiert, sie dauern nur Bruchteile einer Minute, treten so gut wie immer bei älteren Menschen auf und Erbrechen ist nicht vorhanden. Außerdem spricht eine Trigeminusneuralgie auch nicht auf Triptan an.

Wie so oft musste Dr. K. sich lediglich auf die Beschwerdeschilderung stützen, da seine Untersuchungsbefunde in jeder Hinsicht normal waren.

Wie des Öfteren war die Anamnese nicht völlig typisch für ein bestimmtes klassisches Krankheitsbild. Man musste sich also entscheiden. Mehr Faktoren sprachen für einen **Clusterkopfschmerz** als für eine Migräne: die Dauer der Anfälle, das nächtliche Auftreten, die stete Einseitigkeit und die langen schmerzfreien Intervalle. In dieser Situation musste man **pragmatisch handeln**: Dr. K. empfahl bei einem Anfall als Alternative zu dem durchaus wirksamen s.c. Triptan das Einatmen von 6 l reinem Sauerstoff 5 Minuten lang. Die Patientin mietete 2 Sauerstoffflaschen; sie hatte eine zu Hause und eine in ihrem Kindergarten. Es gelang ihr, die Anfälle jeweils im Verlauf von 5 – 10 Minuten vollständig zu unterbrechen. Die negativen Auswirkungen auf ihr Befinden und auf ihre Arbeitsfähigkeit wurden damit verringert.

FAZIT

Die Realität der Krankheiten hält sich oft nicht an die klassischen Definitionen der Krankheitsbilder. Diagnostische Entscheidungen müssen im Hinblick auf Therapie gemäß Wahrscheinlichkeiten sowie pragmatisch gefällt werden.

33 Rezidivierende Paraparese der Beine bei junger Frau – multiple Sklerose?

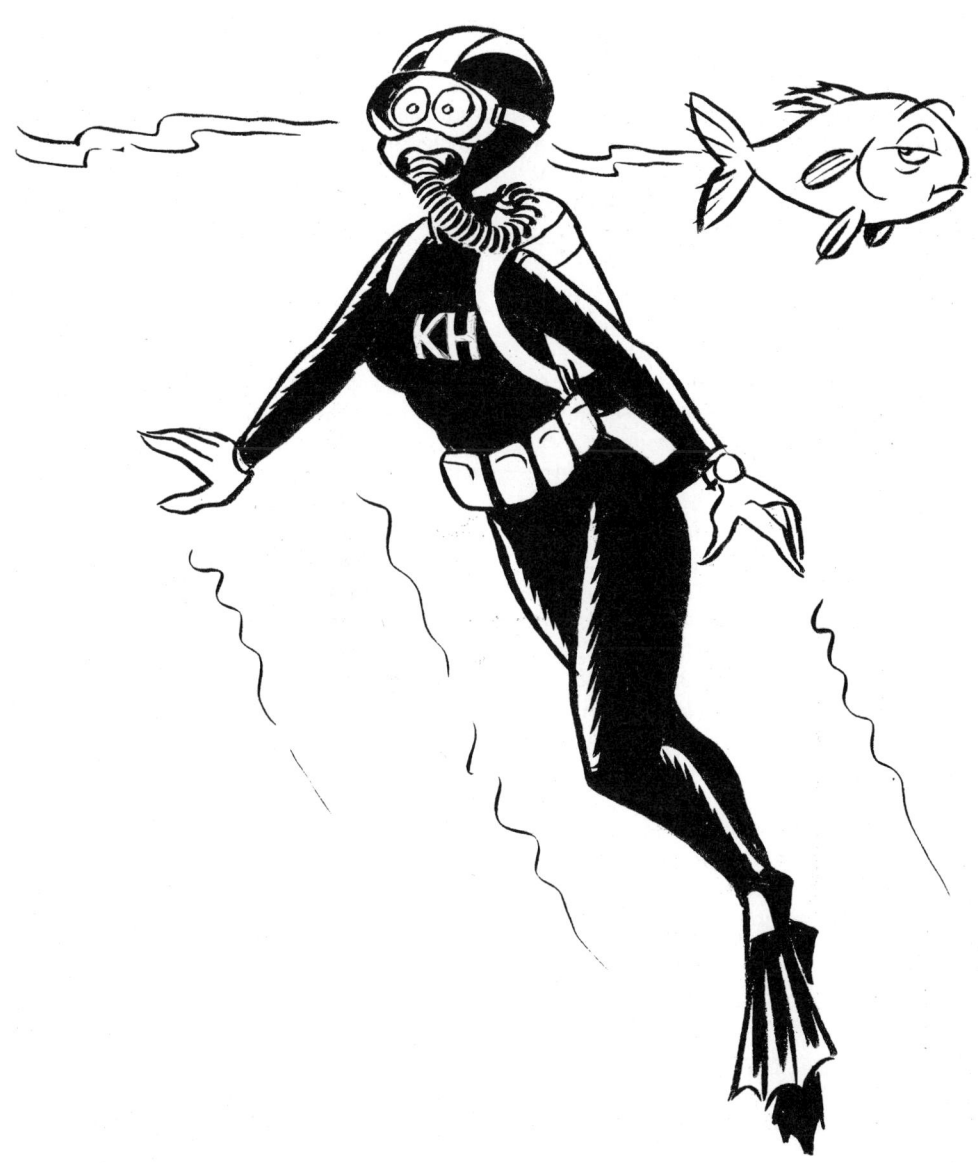

Die Sekundarlehrerin Frau G. war familiär nicht mit neurologischen Leiden belastet. Sie war stets gesund und hatte früher nie vorübergehende Sehstörungen, Doppelbilder, Lähmungserscheinungen oder Miktionsstörungen durchgemacht. Sie war ausgesprochen sportlich, u. a. war sie eine begeisterte Sporttaucherin. An einem Spätsommertag machte sie im Alter von 23 Jahren einen für sie gewohnten Tauchgang mit der Pressluftflasche in einem Binnensee bis auf 30 m Tiefe. Sie stieg abends langsam wieder auf. Während des Aufstiegs, nur noch in etwa 5 m Tiefe, verspürte sie plötzlich intensive gürtelförmige Schmerzen, die beidseits unter dem Rippenbogen lokalisiert waren. Oben angelangt konnte sie nicht mehr auf den Beinen stehen und musste getragen werden. Man beatmete sie mit Sauerstoff und wenige Minuten später war sie wieder gehfähig. Sie ging heim und auf der Heimfahrt, etwa 2 Stunden nach dem Ereignis, wurde ihr übel und sie musste erbrechen. Auch trat ein nicht beherrschbares Zittern beider Beine auf. Daheim konnte sie die Blase nicht mehr entleeren. Am folgenden Morgen war wiederum eine ausgeprägte Beinschwäche vorhanden, sodass sie nur noch knapp unter Schleifen der Füsse am Boden gehen konnte. Der Hausarzt kam und fand u. a. eine Sensibilitätsstörung beider Beine bis hinauf zum Rippenbogen. Es erfolgte die Einweisung in eine neurologische Universitätsklinik. Hier diagnostizierte man ein partielles A.-spinalis-anterior-Syndrom infolge einer Gasembolie. Pulmonale Symptome waren allerdings nicht vorhanden. Ein offenes Foramen ovale konnte nicht nachgewiesen werden. Man behandelte mit mehreren Druckkammer-Sitzungen. Im Verlauf von 2 Monaten besserte sich die Beinschwäche. Die initiale Blasenlähmung war nach wenigen Tagen wieder verschwunden und 2 Monate nach dem Ereignis war die Patientin wieder normal gehfähig und konnte auch wieder Sport treiben. Es waren nur noch gewisse Sensibilitätsstörungen an den Füßen zurückgeblieben.

Rund 2½ Jahre später, ohne erkennbare Ursache und ohne dass sie je wieder einen Tauchgang gemacht hätte, trat dann zunächst eine unangenehme Überempfindlichkeit im Bereiche beider Flanken auf. Nach 4 Tagen bemerkte sie eine ausgeprägte Gefühlsstörung beider Füße und Koordinationsschwierigkeiten der Beine beim Gehen. Sie war nicht mehr in der Lage, zu rennen. Sie hatte keine Miktionsstörungen. Nach rund 2 weiteren Wochen hatte sich allerdings die Gehstörung wieder zurückgebildet, jedoch war nach wie vor das Gefühl, besonders am rechten Fuß, beeinträchtigt. Ambulant wurde nun eine Lumbalpunktion durchgeführt, die unauffällige Befunde und eine negative oligoklonale Zonierung ergab. Eine MR-Untersuchung von Halswirbel- und Brustwirbelsäule war unauffällig und zeigte keine intramedullären Signalanomalien. Hingegen war ganz kaudal am Bildrand im 12. Brustwirbelkörper eine Veränderung zu sehen, die einem Wirbelhämangiom entsprach. Zu diesem Zeitpunkt ergab die neurologische Untersuchung keine Anomalien im Bereiche der Hirnnerven und der oberen Extremitäten und am Rumpf auch kein sensibles Niveau. An den unteren Extremitäten allerdings zeigte sich eine deutliche Streckspastizität – rechts mehr als links – mit pathologisch gesteigerten Muskeleigenreflexen rechtsbetont und einem rechts sicher, links wahrscheinlich positiven Babinski-Reflex. Die Sensibilität war nicht beeinträchtigt, und auch die Temperaturunterscheidung war in Ordnung. Der Gang war unauffällig.

Die **Differenzialdiagnose einer rezidivierenden Beinschwäche** bei einer jüngeren Frau umfasst in erster Linie 2 Schübe einer multiplen Sklerose. Das erste Ereignis im Alter von 23 Jahren allerdings war derart akut, dass es mit einer demyelinisierenden Erkrankung nicht vereinbar war. Da sich dieses erste Ereignis beim Aufsteigen nach einem Tauchgang abspielte, dachte man trotz absolut korrekter Dekompressionsgeschwindigkeit an eine Gasembolie, wogegen jedoch in gewissem Sinne das Fehlen von Lungensymptomen und die Monolokularität des Geschehens sprachen. Da sich ein zweites Ereignis ohne jegliche äußere Einwirkungen und ohne eine erneute Dekompression 2½ Jahre später und am gleichen Rückenmarksegment abspielte, musste man die erstgenannte ätiologische Deutung wieder fallenlassen. Das Tempo, mit dem das zweite Geschehen ablief, wäre durchaus mit einer multiplen Sklerose vereinbar, wobei allerdings dann das erste Ereignis nicht mit der gleichen Ätiologie hätte erklärt werden können. In dieser Situation drängte sich die Annahme eines vaskulären Geschehens auf: Dasselbe kann sowohl akut – wie beim ersten Ereignis – wie auch einige Tage verzögert auftreten. Ein Argument für diese ätiologische Deutung war bereits darin zu sehen, dass anlässlich des ersten Geschehens lokalisatorisch ein A.-spinalis-anterior-Syndrom angenommen werden musste. Schließlich fand sich in der MR-Untersuchung zwar keine intramedulläre oder auch nur intraspinale, arteriovenöse Missbildung. Die Bilder erlaubten es aber nicht, eine Durafistel auszuschließen. Des Weiteren war ein **Steal-Mechanismus durch das Hämangiom des 12. Brustwirbelkörpers** denkbar.

Die daraufhin veranlasste selektive spinale Angiographie in Lokalanästhesie zeigte bei Injektion der 12. rechten Interkostalarterie in der kapillaren und venösen Phase das Hämangiom des 12. Brustwirbels, mit typischer Angioarchitektur aus kavernösen Räumen bestehend. Es drainierte über paravertebrale Venen rechts. Die supplementäre Versorgung erfolgte sowohl über die linke 12. Interkostalarterie als auch über die 1. Lumbalarterie. Die Adamkiewicz-Arterie entsprang aus der linken 8. Interkostalarterie und wies einen normalen Verlauf und ein normales Kaliber auf. Ein Shunt-Phänomen durch das Hämangiom ließ sich angiographisch nicht abbilden.

Die Frage, welches aktive therapeutische Vorgehen bei der subjektiv wenig behinderten Frau sinnvoll sei, war nicht leicht zu beantworten. Trotz des fehlenden angiographischen Nachweises eines Shunt-Phänomens war diese Hypothese die einzig wirklich vertretbare Deutung der immerhin schon 2-mal aufgetretenen Paraparesen. Somit bestand eine doch beachtliche Wahrscheinlichkeit von Rezidiven. Unter diesen Umständen und nach eingehender Besprechung entschloss sich Frau G., die Embolisation des Hämangioms durchführen zu lassen. Der Eingriff verlief ohne Komplikationen. In den seither verflossenen 6 Monaten haben sich keine neuen Ereignisse mehr abgespielt und die zuletzt erhobenen neurologischen Befunde blieben unverändert.

FAZIT

Rezidivierende Paraparesen bei einem jungen Menschen können auch andere Ursachen als eine multiple Sklerose haben.

Was ist die Ursache einer akuten beidseitigen Armlähmung?

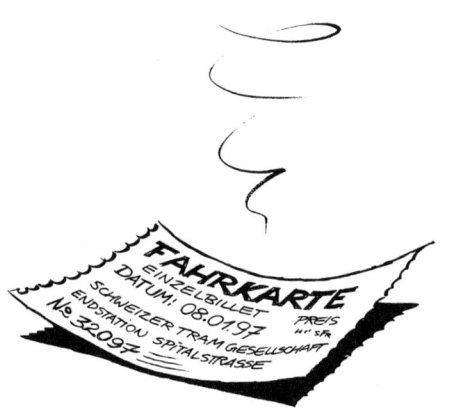

In der Familie von Frau B. hatte ein Vetter mütterlicherseits eine multiple Sklerose. Persönlich war sie stets gesund, hatte nie einen hohen Blutdruck gehabt und war seit 8 Jahren Nichtraucherin. 1992 aus Sizilien eingewandert, arbeitete sie als Kindergärtnerin in einem Kindergarten für Einwandererkinder. Am 8. 1. 1997, ca. 18.00 Uhr, bemerkte sie zunächst beim Greifen einer Fahrkarte, dass sie keine Kraft mehr in einer Hand hatte. Sie musste dann die andere Hand benützen, um die Karte von der Verkäuferin entgegenzunehmen. Sie betonte, dass zu Beginn dieser Schwäche absolut keine Schmerzen vorhanden waren. Sie stieg dann in die Straßenbahn ein und setzte sich hin. Erst jetzt trat ein äußerst intensiver Schmerz zwischen den Schulterblättern ein. Zugleich merkte sie, dass ihre beiden Hände gelähmt waren. Sie stieg dann zu Hause aus der Straßenbahn aus und hatte große Mühe, ihren Schlüssel aus der Handtasche zu holen. Nur mit 2 Händen gelang es ihr unter Schwierigkeiten, die Tür mit dem Schlüssel zu öffnen. Zu Hause trat dann zu den diffusen intensiven Schmerzen zwischen den Schulterblättern auch ein ausgeprägter Schmerz auf einer Seite der Schultern (keine Erinnerung, welche Seite) hinzu. Sie hatte keine Beinschwäche und nie Blasenprobleme gehabt.

Am Abend waren die Schmerzen derart intensiv und die Handschwäche beidseits so stark ausgeprägt, dass Frau B. eine Freundin anrief (wobei sie mit beiden Händen mühsam die Knöpfe des Telefons drücken konnte) und von dieser auf die Notfallstation einer Universitätsklinik gebracht wurde. Sie betonte, dass sie sowohl zu Beginn als auch im Laufe der darauffolgenden Nacht keinerlei Schwierigkeiten hatte, den Kopf zu bewegen und keine Blockierung des Nackens verspürte. Sie erwachte dann am folgenden Morgen mit einem Gefühl des Ameisenlaufens. Sie lokalisierte es an der proximalen Innenseite beider Oberarme und hatte zugleich Parästhesien, die den ganzen Rumpf etwa vom Schlüsselbein abwärts sowohl ventral wie dorsal umfassten und bis zum Unterbauch reichten.

Während sich etwa gegen Ende Februar die rechte Hand ganz erholt hatte, blieb die linke Hand teilweise gelähmt und es stellten sich auch Muskelatrophien ein. Initiale Parästhesien am ganzen Rumpf bildeten sich innerhalb einiger Monate ganz zurück. Es blieb allerdings noch eine gewisse zeitweilige Missempfindung an der proximalen Innenseite beider Oberarme zurück. Sie hatte auch zunehmend häufig Krämpfe im Bereiche der linken Hand, die mit einer sichtbaren Kontraktion der Finger einhergingen. Subjektiv hatte sie keine Störung der Temperaturempfindung realisiert. Es erfolgte eine stationäre Abklärung in der neurologischen Klinik des Universitätskrankenhauses, wo man eine zervikale Myelopathie annahm. Eine Lumbalpunktion war normal, eine zervikale Myelographie mit Myelo-CT war unauffällig, ebenso eine zerebrale MRT.

In dieser Situation wünschte Frau B. eine Zweitmeinung und suchte den Neurologen Dr. K. auf. Dieser fand im Bereich der Hirnnerven keine Anomalien. Im Bereich der oberen Extremitäten (Rechtshänderin) fiel zunächst eine Atrophie an der linken Hand auf, die den Interosseus dorsalis I, aber auch den Daumenballen global betraf. Dementsprechend bestand auch eine Schwäche bezüglich der Opposition des Daumens, jedoch auch des Fingerspreizens. Es fanden sich keine Faszikulationen. Die Muskeleigenreflexe, inklusive der Trapeziusreflex, waren beidseits pathologisch gesteigert, u.a. mit positivem Fingerflexorenreflex. Während die Berührungsempfindung überall intakt war und insbesondere auch am Kleinfinger und an der Innenseite der proximalen Oberarme sehr gut erschien, fand sich an der letztgenannten Zone eine dissoziierte Sensibilitätsstörung, wobei die Temperatur nicht wahrgenommen wurde. Eine Thermanästhesie bestand auch am linken Kleinfinger, auf der rechten Seite, noch ausgedehnter an der ganzen ulnaren Handfläche. Am Rumpf fanden sich keine Sensibilitätsstörungen, weder für Berührung noch für Temperaturunterscheidung. An den unteren Extremitäten bestanden keine Muskelatrophie und keine Faszikulationen. Es zeigte sich eine deutliche Spastizität beidseits. Ferner lagen keine motorische Parese, jedoch pathologisch gesteigerte PSR und ASR, ein negativer Babinski- und ein negativer Oppenheim-Reflex vor. Die Sensibilität war überall intakt, inklusive für Vibrationssinn und Lagesinn und auch für die Temperaturunterscheidung. Anschließend erst wurde ein MRI der Halswirbelsäule und des Halsmarks angefertigt. Diese Bilder zeigten in den T2-gewichteten Bildern auf Höhe des Wirbels C6 im ventralen Anteil des Rückenmarks eine etwa 3 mm große Signalanomalie ohne Kontrastmittelaufnahme.

Bei einer akuten und schmerzhaften Arm- und Handlähmung beidseits kann man **differenzialdiagnostisch** u.a. an eine neuralgische Schulteramyotrophie denken. Eine Beidseitigkeit ist hier allerdings extrem selten und in der Regel werden eher proximale und nicht distale Muskeln betroffen. Die vermutete Myelopathie bei Zervikalspondylose ist insofern nicht sehr wahrscheinlich, als es sich bei dieser Erkrankung um ein chronisch progredientes, sich über Monate bis Jahre erstreckendes Krankheitsbild handelt. Eine akute Poliomyelitis wäre nicht von Sensibilitätsstörungen und kaum von solch intensiven Schmerzen begleitet. Auch befällt die Poliomyelitis in der Regel nicht nur distale, sondern auch proximale Armmuskeln. Schließlich musste auch ein akutes Geschehen mit Läsion der ventralen Anteile des Rückenmarks auf Höhe der Segmente C6 und C8, wo in den Vorderhörnern die Motoneurone für die Handmuskulatur lokalisiert sind, in Betracht gezogen werden. Ein derart akutes Geschehen wies eher auf eine vaskuläre Ursache hin, mit der auch die unmittelbar anschließend aufgetretenen intensiven interskapulären Schmerzen sehr gut vereinbar wären. Bei Frau B. lag also eine **akute intramedulläre Erweichung des Halsmarks im Ausbreitungsgebiet der A. spinalis anterior** vor.

FAZIT

Ischämische Läsionen des Rückenmarks können auch segmental lokalisiert sein und nur begrenzte Teile des Querschnitts betreffen. Das akute Auftreten einer Störung, die auf ein Rückenmarksegment bezogen werden kann, verpflichtet immer zur Suche nach einer dissoziierten Sensibilitätsstörung, die im vorliegenden Fall diagnostisch auch entscheidend war.

Junges Mädchen mit hysterischen Gangstörungen?

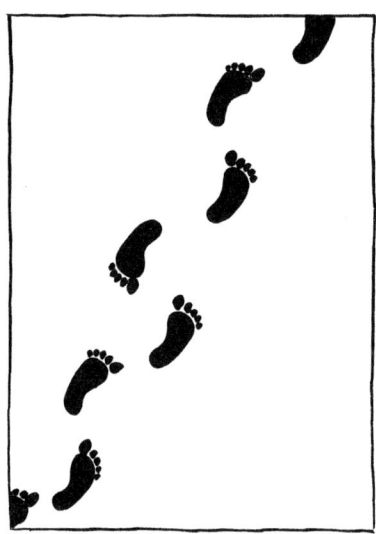

> In der Familie der Patientin waren keine Nervenleiden bekannt, die Eltern waren nicht blutsverwandt. Sie war das einzige Kind. Der Vater, Journalist, war zwar oft abwesend, jedoch waren keine familiären Konflikte vorhanden. Die Patientin entwickelte sich unauffällig bis etwa zum 1. oder 2. Schuljahr. Damals, also mit 6 oder 7 Jahren fielen bei ihr erstmals gewisse Gangstörungen auf: Immer wieder hatte sie die Tendenz, den linken Fuß in ungewöhnlicher Weise aufzusetzen. Die Gangstörungen und eigenartigen Verrenkungen beim Gehen waren zeitweise so ausgeprägt, dass sie nicht in die Schule gehen konnte, andere Male hingegen konnte sie ganz unauffällig und so schnell gehen wie andere Kinder auch. Da Letzteres z. B. im Rahmen eines sehr erlebnisreichen und schönen Schulausflugs der Fall war und da mehrfache neurologische Untersuchungen nie pathologische Befunde ergeben hatten, interpretierte man die Störung als psychogen bedingt. Eine kinderpsychologische Betreuung über fast 2 Jahre brachte allerdings keine Änderung des Zustands. <<

Ihre Schulzeit hatte die Patientin mit 18 Jahren mit dem Abitur abgeschlossen. Gewissermaßen als Belohnung durfte sie während der anschließenden Ferienzeit zu ihren Eltern ins Ausland, wo der Vater inzwischen als Kulturattaché in einer Botschaft seines Landes wirkte. Als hier nun abermals die bizarren Gangstörungen auftraten führte sie der Vater einem dortigen Neurologen, Dr. K., vor. Bei dieser Untersuchung war wiederum der klassische neurologische Untersuchungsbefund unauffällig. Hingegen fiel auf, dass die Patientin ein unharmonisches, immer wieder durch dystone Bewegungen der Beine und der Füße, aber auch durch gelegentliche dystone Bewegungen einer Hand charakterisiertes Gangbild hatte. Erneutes intensives Befragen brachte die Besonderheit zutage, dass die Gangstörungen einerseits im Laufe eines Tages außerordentlich unterschiedlich sein konnten und dass sie andererseits periodisch verstärkt bzw. gemildert vorhanden waren.

Es stellte sich nun die Frage der **Differenzialdiagnose von Gangstörungen**. Konstant vorhandene Gangstörungen sind wesentlich häufiger. Hierfür kämen ursächlich sehr zahlreiche Affektionen in Frage: z. B. eine Polyneuropathie, die dann ein „Steppern" und einen ataktisch unkoordinierten Gang zur Folge hätte, eine zerebelläre Erkrankung oder Hinterstrangerkrankung, bei der eine Ataxie im Vordergrund stehen würde, eine spastische Gangstörung mit einem steifen, schleifenden Gang, eine Muskeldystrophie, bei der ein Duchenne- oder Trendelenburg-Hinken mit Kippen des Beckens zu erwarten wäre und manches mehr. Bei einer allerdings nur regellos vorhandenen Gangstörung muss neben psychogenen Mechanismen aber auch an eine Reihe von organischen Erkrankungen gedacht werden. So kann eine Chorea rheumatica zum Auftreten derartiger Störungen führen. Wenn diese allerdings nur intermittierend vorhanden sind, kann man eine paroxysmale Choreoathetose als familiäres Leiden oder im Rahmen einer multiplen Sklerose in Betracht ziehen. Die auffallenden Tagesschwankungen allerdings lassen an eine selten Affektion, nämlich die **DOPA-responsive Dystonie**, wie sie von Segawa 1976 beschrieben wurde, denken.

Für die letztgenannte Erkrankung pathognomonisch ist das Ansprechen auf kleine L-DOPA-Dosen. Die Patientin erhielt 2×125 mg Madopar täglich verschrieben. Damit war sie vollständig beschwerdefrei und blieb es auch. Nach ihrer Heirat mit einem norwegischen Botschaftssekretär zog sie mit ihm nach Norwegen. Während ihrer ersten Schwangerschaft wurde dann in Unkenntnis des Krankheitsbildes das Madopar abgesetzt, worauf sie wiederum äußerst schwere dystone Störungen entwickelte, die nach dem erneuten Einsetzen von Madopar vollständig verschwanden. Diese und auch eine spätere Schwangerschaft verliefen unter konstanter Madopar-Medikation komplikationslos; die Kinder entwickelten sich völlig normal. Auch noch 23 Jahre später war die Patientin unter einer Dosis von 3×125 mg Madopar nicht gehbehindert und zeigte keine dystonen oder andere extrapyramidalen Störungen. Ihr Gangbild war allerdings etwas tappig und leicht unbeholfen, wodurch sie jedoch nicht behindert war.

FAZIT

Nicht jede wechselnde und bizarre Gangstörung ist psychogenen Ursprungs.

36 Synkope bei älterem Mann?

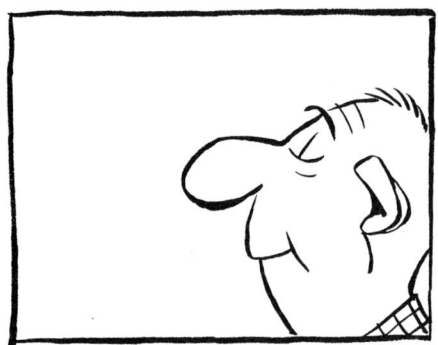

» Der früher vielfach auch im Ausland tätige Tiefbau-ingenieur Herr H. hatte bis zu seinem 50. Lebens-jahr 60 Zigaretten pro Tag geraucht. Ein Jahr bevor er dann mit 65 Jahren pensioniert wurde, waren ein Diabetes mellitus und auch ein hoher Choleste-rinwert bei ihm festgestellt worden. Er erlitt vor 3 Jahren einen Herzinfarkt und nimmt seither 100 mg Acetylsalicylsäure täglich ein. «

Vor 2 Jahren hatte der Patient erstmals ganz akut, ohne Vorwarnung und andere Begleiterscheinungen, eine ganz kurze, blitzartig aufgetretene Bewusstlosigkeit. Er stürzte plötzlich zu Boden und raffte sich sofort wieder auf. Dies geschah stets, wenn er ging oder Treppen stieg und er hatte sich auch bei einer der insgesamt etwa 15-mal aufgetretenen Attacken leicht verletzt. Er betonte, dass er hierbei nichts anderes spüre, auch keine Kopfschmerzen. Anschließend sei er sofort wieder klar und vereinzelte dieser Attacken seien derart kurz, dass er nicht einmal sicher sei, ob er überhaupt das Bewusstsein verloren habe.

Zusätzlich zu diesen Stürzen hatte der Patient auch seit etwa der gleichen Zeit ganz kurz andauernde Phasen von Unsicherheit auf den Beinen, die wenige Sekunden anhielten, eine Art Schwankgefühl, sodass er sich an den Wänden festhalten musste. Die letzte Attacke mit Hinstürzen ereignete sich beim Überqueren eines Fußgängerstreifens und nur das geistesgegenwärtige Bremsen eines nahenden Autofahrers verhinderte einen schweren Unfall. Daraufhin erst entschloss sich der Patient wegen dieser Störung, den Arzt zu konsultieren.

In dieser Situation wies der Hausarzt Herrn H. mit dem Verdacht von Absencen bei Epilepsie in ein EEG-Labor und dann dem Neurologen Dr. K. zur Beurteilung zu. Dr. K. erhob einen völlig normalen neurologischen Befund und das inzwischen schon abgeleitete EEG war ebenfalls unauffällig. Eine ein-

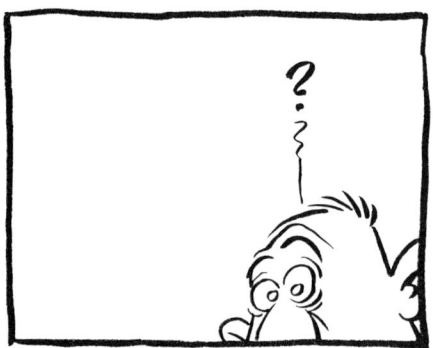

gehendere Befragung des Patienten ergab, dass er zusätzlich zu den bereits geschilderten Störungen seit rund einem halben Jahr noch folgenden Beschwerdekomplex bemerkt hatte: Wenn er auf den Armen eine Last, z.B. Holz für sein Kaminfeuer trug, verursachte dies ein leichtes Schwindelgefühl. Beim Turnen in der Seniorenriege empfand er bei Übungen, die mit erhobenen Armen durchgeführt wurden, intensive Schmerzen beidseits im Schulterbereich sowie auf der linken Seite, manchmal im ganzen linken Arm. Diese Schmerzen verschwanden, wenn er den Arm nicht mehr anstrengte. Sie waren also nicht bewegungs-, sondern anstrengungsabhängig.

Bei der Allgemeinuntersuchung konnten keine Strömungsgeräusche über den Karotiden und der Supraklavikulargrube oder in der Axilla gehört werden. Hingegen fehlten die Fußpulse beidseits. Die Radialispulse zeigten keine verwertbare Seitendifferenz. Hingegen trat bei dem Patienten beim Faustschlusstest mit erhobenen Armen schon nach 30 s kräftigen Schließens und Öffnens der Faust am linken Arm ein starker Schmerz auf. Der Faustschluss konnte nur noch verlangsamt und schließlich nicht mehr durchgeführt werden. Auch rechts trat ein entsprechend diskreter Schmerz auf. Beim anschließenden Herunterhängenlassen der Arme trat eine abnorme Rötung der Handflächen und links eine etwas verzögerte Füllung der Venen beidseits in Erscheinung.

Bei synkopenartigen Stürzen drängen sich einige **differenzialdiagnostische Überlegungen** auf: Sofern eine auch nur kurze Bewusstlosigkeit auftritt, sind Synkopen anzunehmen. Bei jüngeren Menschen handelt es sich meist um vagovasale Synkopen, besonders häufig bei Adoleszenten. Sie sind harmlos. Bei älteren Menschen kann dies Ausdruck einer Herzrhythmusstörung sein. Bei Herrn H. allerdings handelte es sich lediglich um ein kurzes Hinstürzen, nicht mit einer Bewusstlosigkeit verbunden – oder höchstens mit einer Bruchteile von Sekunden andauernden. Es lagen also eher **Sturz-Attacken** („drop attacks") vor. Diese sind in der Regel Zeichen einer kurzen Durchblutungsinsuffizienz im Bereich der Substantia reticularis des Hirnstamms. Sie werden nicht selten bei basilärer Durchblutungsinsuffizienz beobachtet. Eine basiläre Durchblutungsinsuffizienz kann allerdings auch Folge eines Steal-Phänomens sein, nämlich bei einer Stenose oder einem Verschluss einer A. subclavia vor dem Abgang der A. basilaris bzw. des Truncus brachiocephalicus. Bei Herrn H. wies die Angabe der Armschmerzen auf einen solchen Mechanismus hin, sodass ein **„subclavian steal syndrome"** links angenommen werden musste.

Die nun durchgeführte, eingehende dopplersonographische angiologische Abklärung ergab einen Verschluss der linken A. subclavia, der angiographisch bestätigt wurde. Die gefäßchirurgische Therapie brachte vollständige Beschwerdefreiheit.

FAZIT

Bei plötzlichem Hinstürzen muss sowohl an epileptische Anfälle als auch an Synkopen gedacht werden. Handelt es sich lediglich um Sturzanfälle ohne eigentliche Bewusstlosigkeit, dann müssen Durchblutungsstörungen im Basilarisgebiet erwogen werden, die neben einer lokalen sklerotischen Ursache auch einmal einen Steal-Mechanismus als Ursache haben können.

37 Beginnende Muskeldystrophie?

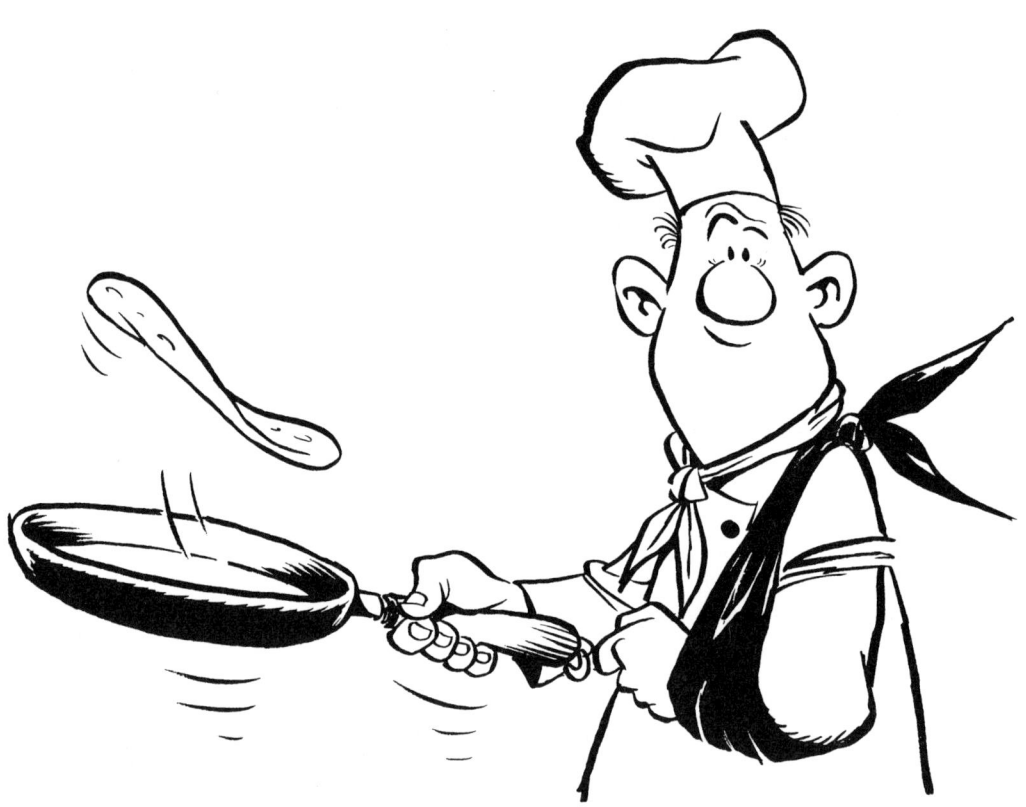

>> In der Familie des Gastwirtes Herr F. waren keine Fälle von Muskelleiden oder ungeklärten Lähmungen bekannt. Die Eltern waren miteinander nicht blutsverwandt. Er selbst geriet im Alter von 4 Jahren unter ein Auto und war dann mehrere Tage bewusstlos in einer Klinik. Eine Halswirbelsäulenverletzung lag allerdings nicht vor und er trug später keinerlei Unfallfolgen davon. Im Alter von 12 Jahren, während des Schulturnens, stürzte er bei einer schwungvollen Übung so unglücklich, dass er die linke Schulter luxierte und das linke Schlüsselbein frakturierte. Der Hausarzt renkte die Schulter wieder ein und einige Zeit musste er den linken Arm in einer Schlinge tragen. Auch hiervon trug er keine Beschwerden davon und absolvierte seinen Schulalltag bis zum Alter von 17 Jahren. Anschließend half er im Gastwirtschaftsbetrieb seiner Eltern mit und mit 19 Jahren rückte er als Küchengehilfe zur militärischen Grundausbildung ein. Auch diese bestand Herr F. ohne Probleme. Danach arbeitete er weiterhin im elterlichen Betrieb und erst im Alter von 27 Jahren – im Hinblick auf das Übernehmen des Gasthauses seiner Eltern – begann er eine Lehre als Koch. <<

Im Rahmen dieser Lehre musste er in einem Grand Hotel in der Großküche wirken. Hierbei merkte er nun, dass er beim Heben schwerer Pfannen mit dem linken Arm Schwierigkeiten hatte: Einerseits spürte er eine gewisse Schwäche, andererseits traten anschließend krampfartige Schmerzen im Bereiche des linken Oberarms auf. Der Hausarzt wies ihn mit dem Verdacht einer beginnenden Muskeldystrophie zur Abklärung stationär in eine neurologische Klinik ein. Hier stellte man unter anderem Faszikulationen in einzelnen Muskeln des linken Arms fest und hier im Elektromyogramm auch Denervierungszeichen. Man teilte ihm mit, dass er an einem fortschreitenden Muskelschwund leide und mit einer zunehmenden Behinderung rechnen müsse. Man riet ihm auch, den Beruf aufzugeben.

Herr F. befolgte diesen Rat nicht, beendete seine Lehre und übernahm dann den elterlichen Gastwirtschaftsbetrieb. Nach wie vor hatte er eine Schwäche im Bereich des linken Oberarms und nach wie vor bemerkte er nun auch gewisse Zuckungen in einzelnen Muskeln des linken Arms. Kürzlich heiratete er. Die Ehefrau wollte nun im Hinblick auf eigene Kinder wissen, ob ein erbliches Muskelleiden vorliege. In dieser Situation schickte ihn der Hausarzt für eine Zweitmeinung zu dem Neurologen Dr. K.

Dr. K. fand bei dem inzwischen 34-jährigen Mann 7 Jahre nach der Erstuntersuchung in der neurologischen Klinik Folgendes: Der Kopf war völlig frei beweglich, die Nacken- und Halsmuskulatur kräftig, ebenso die Gesichtsmuskulatur. Es bestanden keine Atrophien oder Faszikulationen der Zunge. An den oberen Extremitäten fand sich bei dem rechtshändigen Patienten lediglich ein pathologischer Befund im Bereich des linken Oberarms: Es lag eine sehr ausgeprägte Atrophie des linken M. deltoides vor, eine deutliche Atrophie des linken M. biceps brachii und des M. brachioradialis sowie eine diskrete Atrophie des M. supraspinatus links. Dementsprechend war das Armheben auf die Seite und nach vorn links gegen geringen Widerstand nur noch knapp möglich. Die Außenrotation im Schultergelenk war nur gegen leichten Widerstand ausführbar. Das Beugen im Ellenbogen konnte nur noch gegen die Schwerkraft durchgeführt werden, das Strecken hingegen war kräftig. Es zeigten sich keine anderen Atrophien oder Schwächen der Armmuskeln. Der M. brachioradialis wurde links nur angedeutet aktiviert. Die Sensibilität war nur sehr geringfügig lateral und proximal am linken Oberarm etwas reduziert, nirgends aber bestand eine vollständig Anästhesie. Der linke Bizepsreflex fehlte, während er rechts vorhanden war. Die übrigen Muskeleigenreflexe an den oberen Extremitäten waren beidseits auslösbar. Faszikulationen waren im Bereich des Deltoides und des Bizeps links immer wieder sichtbar.

In dieser Situation wurden eine Reihe von **differenzialdiagnostischen Überlegungen** durchdacht. Die ursprünglich vom Hausarzt erwogene progressive Muskeldystrophie lag mit Sicherheit nicht vor: Nicht so sehr das Fehlen einer erblichen Belastung, sondern vielmehr die völlige Asymmetrie des Zustandsbildes, die Konstanz des Befundes über etwa 7 Jahre und die Faszikulationen sprachen dagegen. Die Sensibilitätsstörung, die allerdings nur sehr geringfügig war, war ebenfalls ein Argument gegen eine progressive Muskeldystrophie. Sie war übrigens auch ein Argument gegen die in der Klinik vermutete spinale Muskelatrophie: Eine solche kann – z. B. im Rahmen einer amyotrophischen Lateralsklerose – durchaus auch einmal asymmetrisch beginnen. Sie bleibt allerdings nicht 7 Jahre lang unverändert. Die Faszikulationen sind nur ein relatives Argument zugunsten einer spinalen Muskelatrophie: Wohl sind Faszikulationen bei chronischem Untergang von Vorderhornganglienzellen ein typisches Zeichen. Sie sind aber keineswegs pathognomonisch und Faszikulationen finden sich auch sowohl bei radikulären als auch bei chronischen peripheren Nervenläsionen. Berücksichtigte man zusätzlich die Sensibilitätsstörung, dann war kein Zweifel darüber möglich, dass bei diesem seit Jahren konstanten Beschwerdebild die Läsion am peripheren Nervensystem lokalisiert war. Hierfür kamen rein theoretisch sowohl eine Wurzelläsion als auch eine Läsion im Bereiche des Plexus oder eines seiner Äste in Frage. Gegen eine monoradikuläre Wurzelläsion sprach entschieden der außerordentlich starke Befall eines einzelnen Muskels, des M. deltoides sowie der sehr eindrückliche Befall auch des M. biceps brachii. Die Verteilung der Parese und ebenso der Sensibilitätsstörung waren hochgradig verdächtig auf eine **obere Armplexusläsion links**. Bestätigend konnte man nun auch auf die Vorgeschichte zurückgreifen: Im Alter von 12 Jahren hatte der Patient eine Luxation des linken Schultergelenks und eine Fraktur des linken Schlüsselbeines erlitten, also eine Verletzungsart, die erfahrungsgemäß häufig mit einer oberen Armplexusläsion einhergeht. Dass ihm die Lähmung erst Jahre später bewusst wurde, ist nicht verwunderlich: Erst dann stellte er höhere Anforderungen an seinen linken Arm.

Eine Therapie war naturgemäß 14 Jahre nach der Verletzung nicht mehr möglich. Hingegen konnten Herr F. und seine Ehefrau in Bezug auf ein Erbleiden beruhigt werden.

FAZIT

Eine einseitige isolierte Atrophie einzelner Muskeln ist nicht mit einer dystrophischen Myopathie vereinbar. Faszikulationen sind zwar charakteristisch für einen chronischen Untergang von Vorderhornganglienzellen, jedoch hierfür keineswegs pathognomonisch und kommen auch bei Läsionen von Nervenwurzeln oder peripheren Nerven vor.

38 Mononeuropathia multiplex?

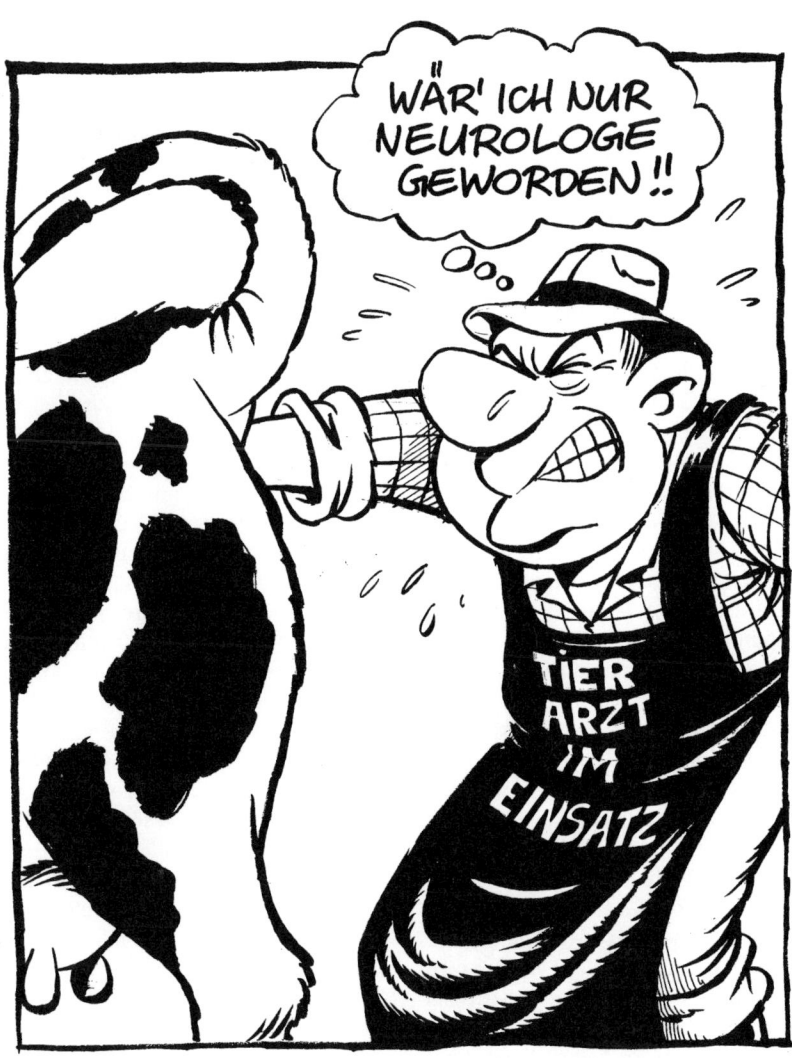

》 Der Patient Herr Dr. S. arbeitete als Tierarzt in einer Landpraxis, in der er vorwiegend Großtiere betreute. Er war stets gesund und körperlich sehr leistungsfähig, u. a. ist er auch sportlich aktiv. 《

Erstmals im Alter von 48 Jahren traten bei ihm Kribbelsensationen der ulnaren 3 Finger links auf. Obwohl keine Nackenbeschwerden vorhanden waren, wurde ein Röntgenbild und anschließend eine MR-Untersuchung der Halswirbelsäule durchgeführt, die eine Osteochondrose C6/C7 zeigte, jedoch keine Diskushernie und keine Einengung des entsprechenden Foramens links. Nach Abklingen der erwähnten Beschwerden stellten sich diese 6 Monate später wieder ein und blieben nun konstant bestehen. Nunmehr fiel auch eine Atrophie der kleinen Handmuskeln links auf und somit wurde jetzt doch eine Spondylodese mit Titanplatte von ventral her an den Segmenten C6/C7 und C7/Th1 durchgeführt. Trotz des Eingriffs nahm die Atrophie der kleinen Handmuskeln links zu.

Die elektroneurographische Untersuchung ergab nun den Verdacht einer multifokalen motorischen Neuropathie mit Leitungsblock. Man fand im Serum eine Erhöhung des IgG-M1-Titers mit einem Wert von 18 000. Eine Behandlung mit Immunglobulin 0,4 g/kg Körpergewicht an 5 aufeinanderfolgenden Tagen wurde insgesamt 3-mal mit 1 Monat Intervall durchgeführt. Der IgG-M1-Titer wurde nur unbedeutend auf 15 000 gesenkt.

Herr Dr. S. nahm trotz der Behinderung der linken Hand seine Berufstätigkeit wieder auf. Rund 6 Monate später traten nun auch auf der rechten Seite Missempfindungen am Kleinfinger auf. Etwas später hatte er auch Missempfindungen im Bereich der linken Wange und schon seit einiger Zeit waren ihm Faszikulationen beider Waden, jedoch keine Muskelkrämpfe aufgefallen.

In dieser Situation suchte der Patient den Neurologen Dr. K. wegen einer Zweitmeinung auf. Bei der klinischen Untersuchung fand dieser keine Besonderheiten an den Hirnnerven. An den oberen Extremitäten des rechtshändigen Patienten zeigten sich Faszikulationen im rechten M. infraspinatus, im linken Bizeps und im linken Extensor carpi radialis. Es bestand eine eindrückliche Atrophie der M. interossei links mit positivem Froment-Zeichen, aber auch des Abductor pollicis brevis links. Rechts waren keine sichere Atrophie und keine Parese nachweisbar. Die Sensibilität war nirgends erkennbar für die Berührung beeinträchtigt, insbesondere auch nicht im Bereiche der Kleinfinger. Die Muskeleigenreflexe waren vorhanden. Auch bestanden an den unteren Extremitäten keine Muskelatrophien, keine Parese, ein symmetrisches Re-

flexbild, ein negativer Babinski-Reflex und völlig intakte Sensibilität. Zurzeit waren keine Faszikulationen sichtbar.

Bei einer gründlichen Ergänzung der Anamnese berichtete Dr. S. noch Folgendes: In seiner Großtierpraxis musste er u. a. etwa 600- bis 700-mal pro Jahr Kühe künstlich besamen. Hierzu führte er den nackten, linken Arm mit der entsprechenden Samenfiole in den Darm des Tieres bis zum oberen Drittel des Vorderarms und manchmal noch etwas weiter ein. Dies war mit einem beachtlichen Druck des Sphincter ani des Tieres auf den Arm des Tierarztes verbunden. Nicht selten hatte er im Anschluss an diese Interventionen knotige Verdickungen der Venen s. c., die sich dann nur allmählich wieder zurückbildeten. Als er diesen tierärztlichen Eingriff mit der linken Hand wegen der zunehmenden Parese der kleinen Handmuskeln nicht mehr machen konnte, begann er, die gleiche Tätigkeit rechts auszuführen.

Dr. K. machte folgende **differenzialdiagnostische Überlegungen**: Das Auftreten einer Mononeuropathie – der sich dann erst später der Befall anderer peripherer Nerven hinzugesellte – ließ ganz allgemein an eine Mononeuritis multiplex denken. Diese meist durch eine Erkrankung der Vasa nervorum hervorgerufene Form einer Polyneuropathie entwickelt sich allerdings meist viel rascher und nicht über Jahre verteilt, wie bei Herrn Dr. S. Auch eine genetisch bedingte Anomalie der Myelinisierung peripherer Nerven, die Neuropathie mit Neigung zu Druckläsionen („tomaculous neuropathy") kann unterschiedlich lokalisierte Lähmungen aufgrund äußerer Druckeinwirkungen zur Folge haben. Diese bilden sich allerdings dann in der Regel zurück und sind nicht progredient wie bei Herrn Dr. S. Eine auf Autoimmunbasis entstehende **multifokale motorische Neuropathie mit multiplen Leitungsblocks** ist ebenfalls durch das Auftreten fast nur motorischer Lähmungen im Ausbreitungsgebiet verschiedener peripherer Nerven gekennzeichnet. Charakteristisch sind auch Faszikulationen, sodass die Verwechslung mit einer amyotrophischen Lateralsklerose gelegentlich vorkommt. Charakteristisch ist auch die Zunahme des IgG-M1-Titers, wie sie bei diesem Patienten vorlag. Die Diagnose einer multifokalen motorischen Neuropathie mit multiplen Leitungsblocks ist wohl bei Herrn Dr. S. anzunehmen. Allerdings ist bei ihm noch ein zusätzliches mechanisches Moment ernsthaft zu erwägen: Die künstliche Besamung, die der Großtier-Tierarzt an Kühen durchführte, ist mit einer täglich mehrmals ausgeübten ausgeprägten Druckeinwirkung auf den Vorderarm und somit auch auf die die Hand versorgenden Nerven verbunden. Druckeinwirkungen auf periphere Nerven haben eher motorische als sensible Ausfälle zur Folge. Die Parese begann links, auf der Seite, die er für die künstliche Besamung zunächst brauchte und trat dann, als er nun rechts diese Tätigkeit auszuführen begann, auch rechts auf. Auf jeden Fall musste diese Tätigkeit nun abgebrochen werden. Die weitere Behandlung erfolgte erneut mit Immunglobulinen. Nach Ablauf 1 Jahres war der Zustand weitgehend unverändert.

Das gestaffelte Auftreten von gemischt sensibel-motorischen Ausfällen mit Atrophie erfordert eine ganze Reihe von differenzialdiagnostischen Überlegungen. Die Frage, ob eine Wurzelläsion oder eine Läsion eines peripheren Nervs vorliegt, hängt in erster Linie von der Verteilung der Ausfälle ab, des Weiteren aber auch von den Zusatzuntersuchungen im Bereich der Wirbelsäule und Wurzeln sowie von den elektrophysiologischen Untersuchungen der peripheren Nervenstränge. Neben mechanischen radikulären Läsionen sind auch mechanische Einwirkungen auf periphere Nerven, jedoch ebenso zirkulationsbedingte ischämische Läsionen peripherer Nerven und schließlich autoimmune Prozesse – wie im vorliegenden Fall – zu erwägen.

FAZIT

Bei ungewöhnlichen progredienten Lähmungsbildern ist eine sorgfältige Befragung und Untersuchung, aber auch die Durchführung von Zusatzuntersuchungen zwingend. Beim Fehlen von Zeichen seitens der Wirbelsäule ist trotz Vorhandensein eines pathologischen Befundes in den bildgebenden Untersuchungen die Annahme einer radikulären Genese kaum ernstlich zu erwägen.

39 Rezidivierende Paraparese bei jüngerem Mann – multiple Sklerose?

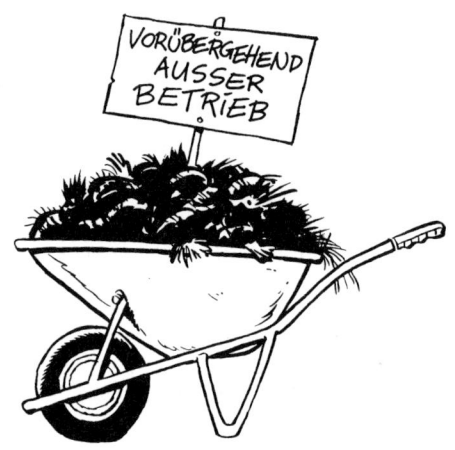

» Der Patient wuchs auf dem elterlichen Bauernhof auf. In seiner Familie waren keine neurologischen Leiden bekannt. Er selbst war stets gesund und hatte bis auf banale Unfälle ohne Folgen nie ernstliche Erkrankungen durchgemacht. «

Im Alter von 24 Jahren bemerkte er eines Tages, dass seine Beine schwach waren und er es fast nicht mehr schaffte, einen mit Kuhmist beladenen Schubkarren über eine Rampe hinaufzustoßen. Diese Beinschwäche nahm dann im Verlauf von 3–4 Wochen derart zu, dass er nicht mehr in der Lage war, die Sprossen einer Leiter zu erklimmen. Er suchte seinen Hausarzt auf, der eine leichte Spastizität der Beine feststellte und neben einer Steigerung der Patellarsehnenreflexe auch einen beidseitigen Babinski-Reflex auslösen konnte. Die Sensibilität war vom Rippenbogen abwärts zwar nicht aufgehoben, aber irgendwie „anders". Die vom Hausarzt Dr. N vorgeschlagene Klinikeinweisung lehnte der 23-Jährige ab, da gerade das Heu eingebracht wurde und er die schwere Arbeit nicht den Eltern allein überlassen wollte. So entschloss sich der Hausarzt, da er den ersten Schub einer multiplen Sklerose annahm, täglich 100 mg Prednison p. o. zu verabreichen. Nach rund 1 Woche war die Beinschwäche verschwunden und der Babinski-Reflex nicht mehr auslösbar. Dr. N. und der Patient waren sehr zufrieden. Die Prednison-Dosis wurde im Verlauf von 3 Wochen abgebaut, und anschließend erhielt der Patient noch weitere 4 Wochen täglich 10 mg Prednison. Eine deutliche Gewichtszunahme störte den kräftigen Landwirt nicht.

Rund 3 Monate nach dem ersten Geschehen und nachdem er in der Zwischenzeit völlig beschwerdefrei und arbeitsfähig war, bemerkte der Patient nun erneut eine zunehmende Beinschwäche. Diesmal willigte er ein, in der nahe liegenden Stadt einen Neurologen aufzusuchen. Dr. K. sah ihn rund 14 Tage nach dem erneuten Auftreten der Beinschwäche. Wiederum waren eine deutliche Spastizität der Beine, rechts mehr als links, festzustellen und beidseits war der Babinski-Reflex wieder positiv. Es fand sich ein zwar diskretes, aber eindeutiges, sensibles Niveau für Berührung und auch für den Vibrationssinn auf Höhe des Rippenbogens.

Miktionsstörungen gab er keine an und perkutorisch erschien die Blase nicht abnorm gefüllt. Den Vorschlag einer Klinikeinweisung mit Lumbalpunktion lehnte der Patient aus Arbeitsgründen ab, da die Kartoffelernte bevorstand und da sein Vater den Fuß gebrochen hatte und vorübergehend auf dem Hof ausgefallen war. Somit verabreichte man ihm erneut einen Prednisonstoß in der gleichen Dosierung wie schon 3 Monate vorher. Zwar besserte sich die Beinschwäche in der ersten Woche des erneuten Therapiestoßes etwas und er konnte seiner Arbeit „mehr schlecht als recht" nachgehen. Dann aber konnte er eines Morgens kein Wasser mehr lassen und der Hausarzt fand eine überfüllte Blase, die beim Katheterisieren 1,2 l Harn enthielt. Nun ließ sich der Patient auch auf Drängen seiner Eltern doch in die Klinik einweisen. Die durchgeführte Lumbalpunktion ergab bei normaler Zellzahl ein mit 1,4 g/l massiv erhöhtes Gesamteiweiß. Die durchgeführte CT – die MR-Untersuchung stand damals noch nicht zur Verfügung – ergab einen extramedullären raumfordernden Prozess auf Höhe Th6 und die Myelo-CT präzisierte seinen intraduralen Sitz. Die Operation ergab ein **spinales Meningeom**. Der Patient war nach einer Rekonvaleszenz von wenigen Wochen wieder geh- und voll arbeitsfähig.

Die **Differenzialdiagnose einer progredienten Paraparese** umfasst selbstverständlich in erster Linie auch eine Rückenmarkkompression. Aber auch eine multiple Sklerose kann innerhalb einiger Tage bis weniger Wochen ein zunehmendes Querschnittssyndrom verursachen. Bei isoliertem Befall des Rückenmarkquerschnitts kann auch von einer Myelitis transversa gesprochen werden. Ein vaskuläres Geschehen führt meist schneller zu einem Querschnittssyndrom, jedoch kann dies auch einige Tage verzögert eintreten. Nicht selten ist Letzteres dann auch mit Schmerzen verbunden. Im vorliegenden Fall sprach die Rückbildung nach der Prednisonbehandlung durchaus für einen entzündlichen bzw. demyelinisierenden Prozess und somit für eine multiple Sklerose. Man hatte allerdings nicht genügend daran gedacht, dass ja auch ein tumorbedingtes Ödem auf Prednison ansprach und daher eine Rückbildung initialer Symptome auch bei einem Tumor durchaus möglich war.

FAZIT

Eine rezidivierende Symptomatologie, die beide Male die gleiche topographische Lokalisation aufweist, ist für eine multiple Sklerose atypisch und erfordert intensive Abklärung.

40 Ist es eine Trigeminus-neuralgie?

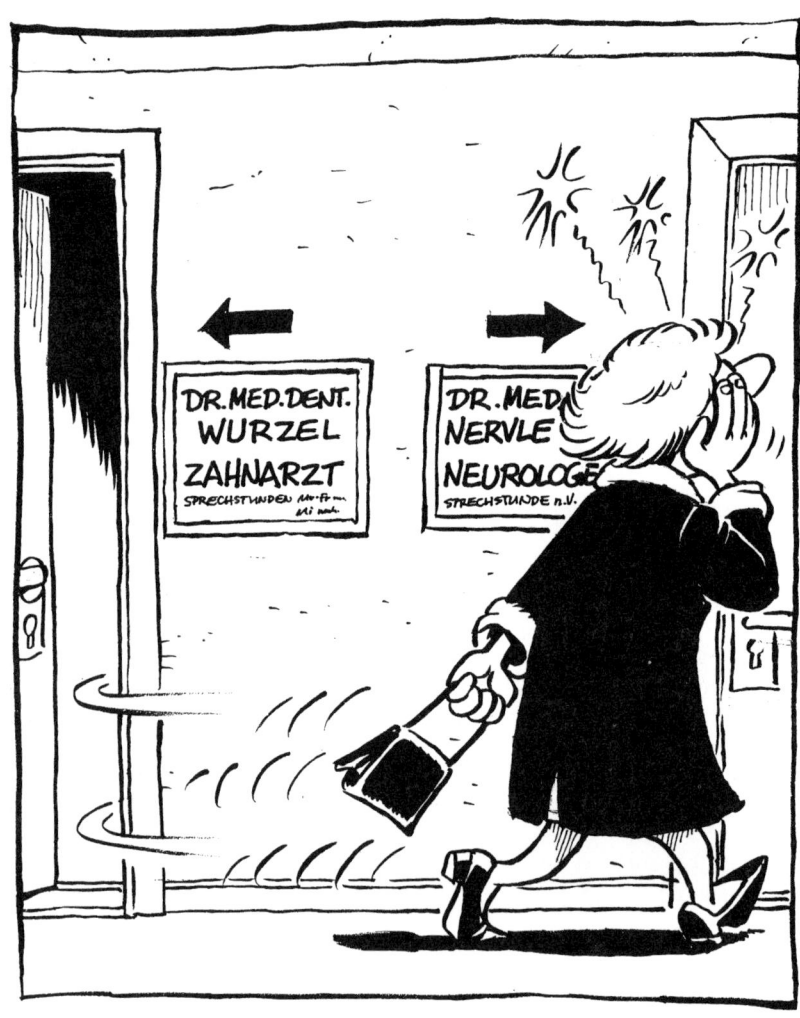

> In der Familie der Grundschullehrerin Frau H. waren keine neurologischen Leiden und insbesondere keine Fälle von Kopfschmerzen bekannt. Sie war früher stets gesund und hatte auch selbst früher keine Kopfschmerzen. «

Eines Tages verlor Frau H. eine Amalgam-Plombe und bei dieser Gelegenheit wurde ein Quecksilber-Test durchgeführt. Dieser ergab nun erhöhte Werte, und man empfahl ihr, sämtliche Amalgam-Plomben zu entfernen. Der entsprechende zahnärztliche Eingriff wurde in lokaler und in Leitungsanästhesie stufenweise durchgeführt und die entfernten Amalgamplomben wurden durch Kunststoff ersetzt. Als der 5. oder 6. Eingriff an einem oberen linken Backenzahn durchgeführt wurde, hatte sie anschließend ein Druckgefühl beidseits in den Ohren. Dieses Druckgefühl bildete sich zunächst zurück, um 2 Monate später dann wieder und diesmal linksbetont im Bereich von Ohr und Nacken erneut aufzutreten. Das Druckgefühl war kein eigentlicher Schmerz, sondern durchaus erträglich. Allmählich dehnte sich aber diese Sensation bis zum linken Oberkiefer und zum linken Unterkiefer sowie zur linken Halsseite aus. Man entfernte daraufhin einen Stiftzahn des oberen linken Siebeners. Die linksseitigen Schmerzen im Unterkiefer und Halsbereich, v. a. aber im Okzipital- und Ohrbereich bildeten sich aber nicht zurück. Es wurden erneut 2 andere Zahnärzte und eine HNO-Klinik konsultiert. Letztere fand eine „kleine Geschwulst" hinter dem linken Ohr, die dann punktiert und anschließend operativ entfernt wurde. Es handelte sich um ein Lipom. Die Schmerzsensationen hielten jedoch an und nahmen an Intensität allmählich noch zu. Eine Reihe von paramedizinischen Behandlungen wie Thalogie, Kinesiologie und das Liegen auf einer Magnetfeldresonanzmatratze sowie Ohrakupunktur, eine Polarity-Behandlung und atlaslogische Behandlungen nützten nichts.

Dem Neurologen Dr. K., den Frau H. aufsuchte, schildert sie ihre Beschwerden wie folgt: Sie habe täglich Schmerzen, die einen brennenden Charakter hätten und die stets links im Hinterhaupt und Ohrbereich betont lokalisiert seien. Gelegentlich ergreife der Schmerz auch den Unterkiefer links und die linke Halsseite. Der Schmerz sei zwar täglich vorhanden, klinge aber in der Nacht ab, um sich im Laufe des folgenden Tags wieder einzustellen und an Intensität zuzunehmen.

Bei der neurologischen Untersuchung konnten keine pathologischen Befunde erhoben werden, insbesondere keine Sensibilitätsausfälle im Trigeminusbereich. Auch die Sensibilität im Ausbreitungsgebiet der Nn. occipitalis major und minor war nicht beeinträchtigt. Es lagen bereits eine MRT-Untersuchung von Schädel und Halswirbelsäule vor, die unauffällig waren, bis auf eine altersentsprechende Osteochondrose der Halswirbelsäule und ein klinisch belangloses Wirbelhämangiom des 2. Brustwirbelkörpers.

In dieser Situation waren einige **differenzialdiagnostische Überlegungen** notwendig. Gegen die Annahme einer auswärts vermuteten Trigeminusneuralgie sprach nicht nur die Lokalisation des Schmerzes auch außerhalb des Trigeminusgebietes, sondern auch dessen Dauer: Eine Trigeminusneuralgie dauert Sekunden und ist stets an der gleichen, sehr präzise umschriebenen Stelle im Gesichtsbereich lokalisiert. Gegen eine Migräne und insbesondere gegen den allerdings auch stets auf der gleichen Seite auftretenden Clusterkopfschmerz sprach die fehlende Anfallsartigkeit der Schmerzen. Lokale Ursachen eines Dauerschmerzes wie eine Zahn- oder Kieferaffektion bzw. eine Nebenhöhlenaffektion konnten u. a. durch die bildgebenden Untersuchungen ausgeschlossen worden. Das Wahrscheinlichste war ein sog. **atypischer Gesichtsschmerz**: Dieses nicht so seltene Krankheitsbild kommt vorwiegend bei Frauen und meist im mittleren bis höheren Lebensalter vor. Es tritt zwar nicht ausschließlich, aber doch in den meisten Fällen im Anschluss an zahnärztliche Eingriffe in Erscheinung. Die Untersuchungsbefunde sind stets unauffällig. Die Therapie ist außerordentlich schwierig, wobei am ehesten eine Kombination von Antidepressiva und Antirheumatika wirksam ist.

FAZIT

Einseitige diffuse und andauernde Kopf- und Gesichtsschmerzen im Anschluss an zahnärztliche Eingriffe sind – besonders wenn sie bei Frauen im mittleren oder höheren Lebensalter vorkommen – stets verdächtig auf einen sog. atypischen Gesichtsschmerz.

Fingerlähmung rechts

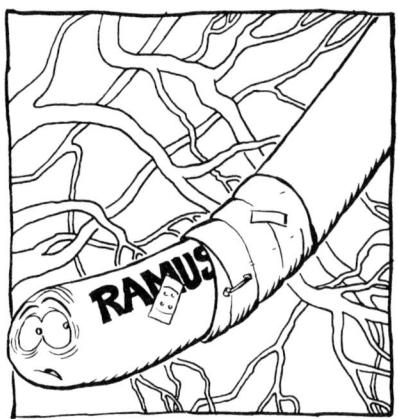

Der Elektroingenieur Herr D. war familiär nicht mit Muskelerkrankungen oder neurologischen Leiden belastet und früher stets gesund. Er hatte auch nie eine Fraktur oder andere Verletzung eines Arms durchgemacht.

Erstmals fiel ihm im Alter von rund 23 Jahren beim Tennisspielen auf, dass er Mühe hatte, den Schläger korrekt zu führen und dass gelegentlich seine Hand beim Tennisspielen zu zittern begann. Er stellte allerdings erst etwa 10 Jahre später eindeutig fest, dass er Mühe hatte, die Finger der rechten Hand richtig zu strecken. Beim Schreiben am Computer und beim Bedienen der Maus hatte er gewisse Schwierigkeiten. Da er jedoch keine Schmerzen hatte und trotz der Schwierigkeiten mit den Fingern der rechten Hand in seinen Alltagsverrichtungen nur geringfügig beeinträchtigt war, suchte er den Arzt deswegen nie auf. Anlässlich eines Familienfestes sah ein Vetter, der Chirurg war, dass Herr D. die Finger rechts nicht aktiv strecken konnte und riet ihm dringend, einen Neurologen aufzusuchen.

Als Dr. K. den Patient sah, fiel bei sonst völlig normalem neurologischem Untersuchungsbefund lediglich am rechten Arm Folgendes auf: Schon in Ruhe hingen die Langfinger der rechten Hand jeweils schlaff herunter. Es bestand eine deutliche Atrophie der lateralen Streckermuskeln am rechten Vorderarm. Die Flexion von Finger- und Handgelenk war (nach passiver Fixierung des Letzteren in Streckstellung) tadellos. Hingegen konnte er weder die Langfinger im Grundgelenk noch den Daumen strecken. Bei der Dorsalextension der Hand überwog der radiale Extensor, während der Extensor carpi ulnaris deutlich schwach war. Die Pro- und Supination war nicht beeinträchtigt. Die Sensibilität war bei wiederholter Prüfung vollständig intakt. Der Radialispuls war kräftig. Ein mitgebrachtes Röntgenbild von Ellenbogen und Vorderarm war unauffällig.

Die **Differenzialdiagnose einer isolierten Lähmung für die Dorsalextension von Fingern und Hand** rechts umfasst ätiologisch in erster Linie die Läsion eines peripheren Nervs. Läge eine Myopathie vor, so wäre wohl die Beeinträchtigung beidseits symmetrisch. Dasselbe gilt auch für eine Polyneuropathie, die im übrigen in erster Linie die unteren Extremitäten beträfe und definitionsgemäß neben einer motorischen Störung auch Sensibilitätsausfälle mit sich brächte. Auch eine spinale Muskelatrophie ist meistens – wenn auch nicht ausnahmslos – symmetrisch; einzige Ausnahme sind die Initialsymptome einer amyotrophischen Lateralsklerose. Diese kam allerdings bei einem jungen Menschen kaum in Frage. Dass im vorliegenden Fall die einseitige Lähmung der Fingerextensoren aber ohne jegliche Beeinträchtigung der Sensibilität einherging, war nur dann verständlich, wenn es sich um einen rein motorischen peripheren Nervenast handelte. Tatsächlich werden sämtliche Fingerstrecker und der M. extensor ulnaris vom R. profundus n. radialis versorgt, und zwar nach dessen Durchtritt durch den M. supinator. Vorher schon hat der N. radialis seinen letzten sensiblen Ast, den R. superficialis, zum Handrü-

cken abgegeben, und schon vorher ist der motorische Ast zum M. extensor carpi radialis abgegangen.

Aufgrund dieser Überlegungen lag also bei Herrn D. ein **Supinatorsyndrom rechts** vor, eine isolierte, mechanische Beeinträchtigung des Ramus profundus des rechten N. radialis. Ursächlich findet man in einigen Fällen ein Lipom, in anderen lediglich eine mechanische Beeinträchtigung des Radialisastes durch den fibrösen Rand des Schlitzes, durch den er in den M. supinator eintritt. Therapeutisch wurde bei Herrn D. kein chirurgisches Vorgehen erwogen: Die Lähmung bestand schon seit rund 20 Jahren, der Patient hatte sich daran gewöhnt. Die Chancen der Regeneration eines Nervs oder gar der Rückgewinnung einer Muskelfunktion stehen nach 20-jährigem Bestehen einer Lähmung schlecht, sodass auf ein Eingreifen verzichtet wurde.

FAZIT

Eine rein motorische Lähmung ohne jegliche Sensibilitätsbeteiligung kann auch Ausdruck einer Läsion eines (motorischen Endastes eines) peripheren Nervs sein.

Ist Kribbeln am Bein eine multiple Sklerose?

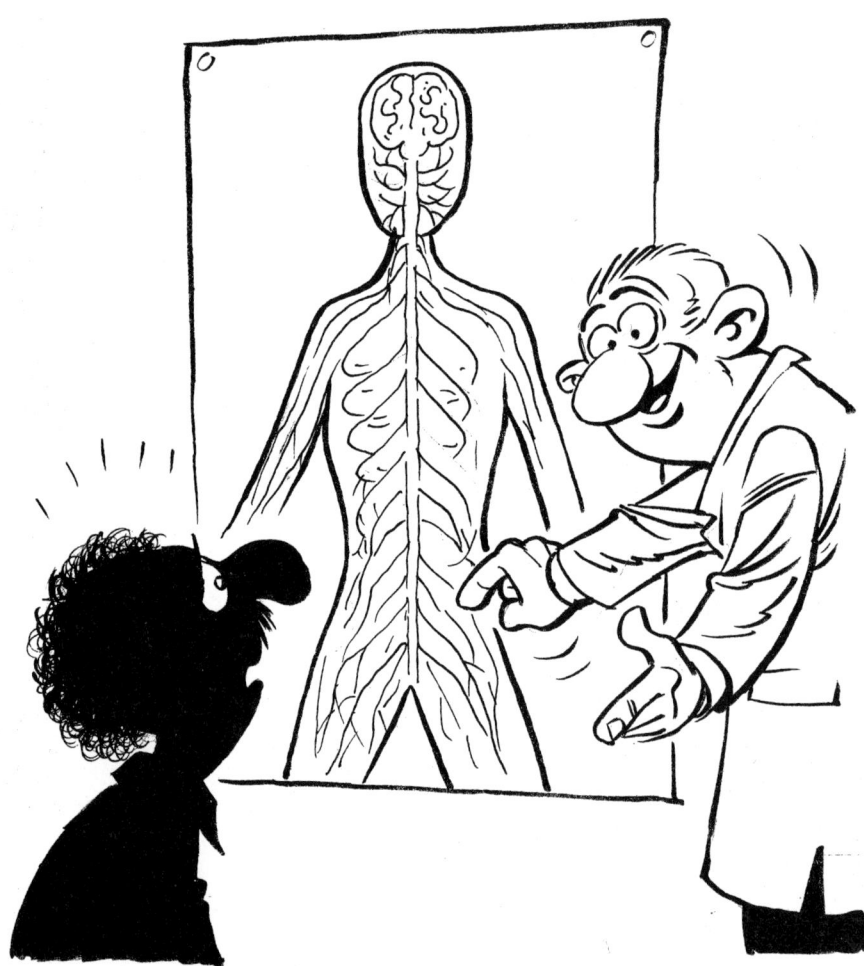

» Der aus der Türkei stammende Bauernsohn Herr B. kam mit seinen Eltern schon als 16-Jähriger in die Schweiz und absolvierte hier eine Lehre als Schreiner. «

Er war stets gesund, bis ihm im Alter von 28 Jahren eines Tages eine brennende Missempfindung und eine Gefühlsstörung an der Außenseite des rechten Oberschenkels auffiel. Er hatte an dieser Stelle zuvor kein Trauma erlitten, hatte weder bei seiner Arbeit dort Druck ausgeübt noch war er sich sonst irgendeiner Ursache hierfür bewusst. Er hatte keine Rückenschmerzen und keinen Hustenschmerz und das rechte Bein war kräftig wie zuvor. Beunruhigt durch seine Beschwerden suchte er einen Neurologen auf. Dieser diagnostizierte eine **Meralgia paraesthetica** und teilte dem Patienten die Diagnose mit.

Obwohl der Arzt Herrn B. gesagt hatte, dass es sich um eine harmlose Sache handle, war der Patient weiterhin sehr beunruhigt. Immer wieder prüfte er die Sensibilität am rechten Bein und seine Lebenspartnerin berichtete, dass er immer wieder in der Küche auf einen Schemel hinaufstieg, um festzustellen, ob er noch genügend Kraft im rechten Bein hatte. Fast jede Woche suchte er seinen Hausarzt auf, der den beunruhigten Patienten schließlich zwecks einer Zweitmeinung dem Neurologen Dr. K. zuwies.

Dr. K. erhob die gleichen Befunde wie sein neurologischer Kollege schon einige Monate vorher. An der vorderen Außenseite des rechten Oberschenkels fand sich eine scharf begrenzte, gut handtellergroße hyp- bis anästhetische Zone. Bei Überdehnung des rechten Beines im Hüftgelenk traten hier Parästhesien auf und 3 Querfinger innerhalb der Spina iliaca anterior superior hatte der Patient einen druckschmerzhaften Punkt. Zweifellos lag also eine Kompression des N. cutaneus femoris lateralis bei seinem Durchtritt durch das Leistenband an klassischer Stelle vor. Während eines eingehenden anamnestischen Gesprächs teilte der Patient Dr. K. mit, dass ein Onkel, Bruder seines Vaters, vor Jahren ebenfalls Schmerzen am rechten Oberschenkel gehabt hatte, dass diese dann im Verlauf weniger Monate zugenommen hatten und schließlich ein Knochentumor festgestellt worden war. Eine Operation war nicht mehr möglich gewesen und sein Onkel war später unter großen Schmerzen verstorben. Dr. K. verstand nun, warum die an sich harmlose Erkrankung seinen Patienten so sehr belastete. Er erklärte ihm anhand anatomischer Abbildungen die Ursache seiner Missempfindungen, klärte ihn ausführlich über die Harmlosigkeit des Leidens auf, sodass Herr B. schließlich beruhigt war, auf eine Therapie verzichtete und sich mit seinen Beschwerden abfand.

FAZIT

Auch ein objektiv harmloses Leiden kann Angst erzeugen. Die Pflicht des Arztes ist es, die Diagnose nicht nur korrekt zu stellen, sondern sie auch dem Patienten verständlich und für ihn akzeptabel zu machen. Hierbei hat er die subjektive Wertigkeit des Leidens zu berücksichtigen.

43 War es doch eine Subarachnoidalblutung?

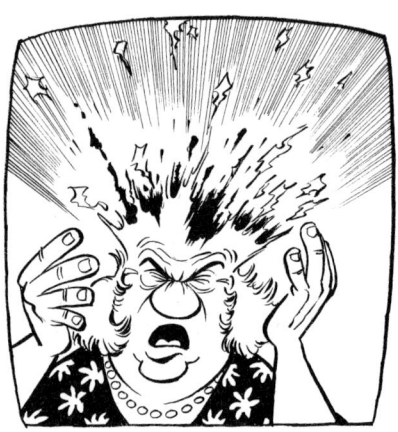

> Die ihr Leben lang als Gastwirtin tätige Frau G. war bis auf eine Beinvenenthrombose vor Jahren stets gesund. Sie litt früher nie unter Kopfschmerzen. Im Alter von 69 Jahren traten bei ihr dann erstmals Attacken von akutem Kopfschmerz auf: Sie setzten jeweils schlagartig ein, waren äußerst intensiv, umfassten diffus den ganzen Kopf, waren von Übelkeit, aber nicht von Erbrechen begleitet und dauerten jeweils nur etwa 30 s. Sie wiederholten sich alle 3–5 Monate, wobei jeweils keinerlei erkennbare auslösende Ursache festzustellen war. «

Rund 2 Jahre nach Beginn dieses Geschehens trat dann an einem Abend, als Frau G. an ihrem Schreibtisch saß, wiederum eine schlagartig (innerhalb von Sekunden) einsetzende, rasende Kopfschmerzepisode auf. Der Schmerz war zunächst okzipital und strahlte innerhalb von Sekunden in den ganzen Kopf aus. Sie erbrach nun auch und die Intensität des Schmerzes war so stark, dass sie nicht bis zu ihrem Bett gehen konnte. Sie musste sich auf eine neben ihrem Arbeitstisch stehende Couch legen und angekleidet eine „entsetzliche Nacht" verbringen. Erst am folgenden Morgen wurde die Hausärztin gerufen, die sie notfallmäßig in eine Klinik einwies.

Bei Klinikeintritt fand man bei der klaren und orientierten Patientin keinen Meningismus. Eine am gleichen Tag angefertigte CT war unauffällig und zeigte insbesondere kein Blut. 14 Tage später wurde ein MR-Angiogramm erstellt, das ebenfalls unauffällig war und weder ein Aneurysma noch eine arteriovenöse Missbildung erkennen ließ. Im Gegensatz zu den früheren Episoden hatte die Patientin anschließend an die zuletzt erwähnte Episode nun über Wochen ständige, recht intensive Kopfschmerzen, sodass sie praktisch täglich ein Schmerzmittel einnehmen musste. In dieser Situation wies sie die Hausärztin Frau G. 2 Monate nach dem akuten Geschehen dem Neurologen Dr. K. zu. Seine Untersuchung war völlig normal.

Es waren nun folgende **differenzialdiagnostische Überlegungen** anzustellen: Die seit etwa 2 Jahren auftretenden Episoden von ganz kurzem, intensivem Kopfschmerz entsprachen am ehesten dem sog. „exploding head syndrome". Dieses Krankheitsbild kommt vorwiegend bei älteren Frauen vor und ist zwar sehr schmerzhaft, aber harmlos. Eine gute Erklärung dafür gibt es nicht. Ebenso kam ein „thunderclap headache" in Frage. Auch dieses ist eigentlich ungefährlich, aber kaum zu unterscheiden von den kurz andauernden Kopfschmerzepisoden, die im Vorfeld einer Subarachnoidalblutung als Ausdruck ganz kleiner Blutaustritte aus einem Aneurysma beobachtet werden. Die Episode 2 Monate vorher erweckte mit dem daran anschließenden, über viele Stunden dauernden und fast unerträglichem Kopfschmerzen sowie dem Erbrechen sehr den Verdacht einer Subarachnoidalblutung. Allerdings zeigte eine CT etwa 18 Stunden später keine Blutung und eine Angio-MRT war unauffällig.

Man entschloss sich nun doch zu einer Karotisarteriographie. Diese war unauffällig. Diagnostisch legte sich Dr. K. nun doch auf ein **„exploding head syndrome"** fest. In der Folgezeit klangen dann die Kopfschmerzen allmählich ab und die akuten Episoden wiederholten sich in den folgenden 12 Monaten nicht mehr.

FAZIT

Akute und sehr kurz andauernde Kopfschmerzepisoden erfordern immer wieder die Abgrenzung gegenüber einer Subarachnoidalblutung.

Allein aufgrund der Beschreibung ist die Differenzierung nicht immer möglich.

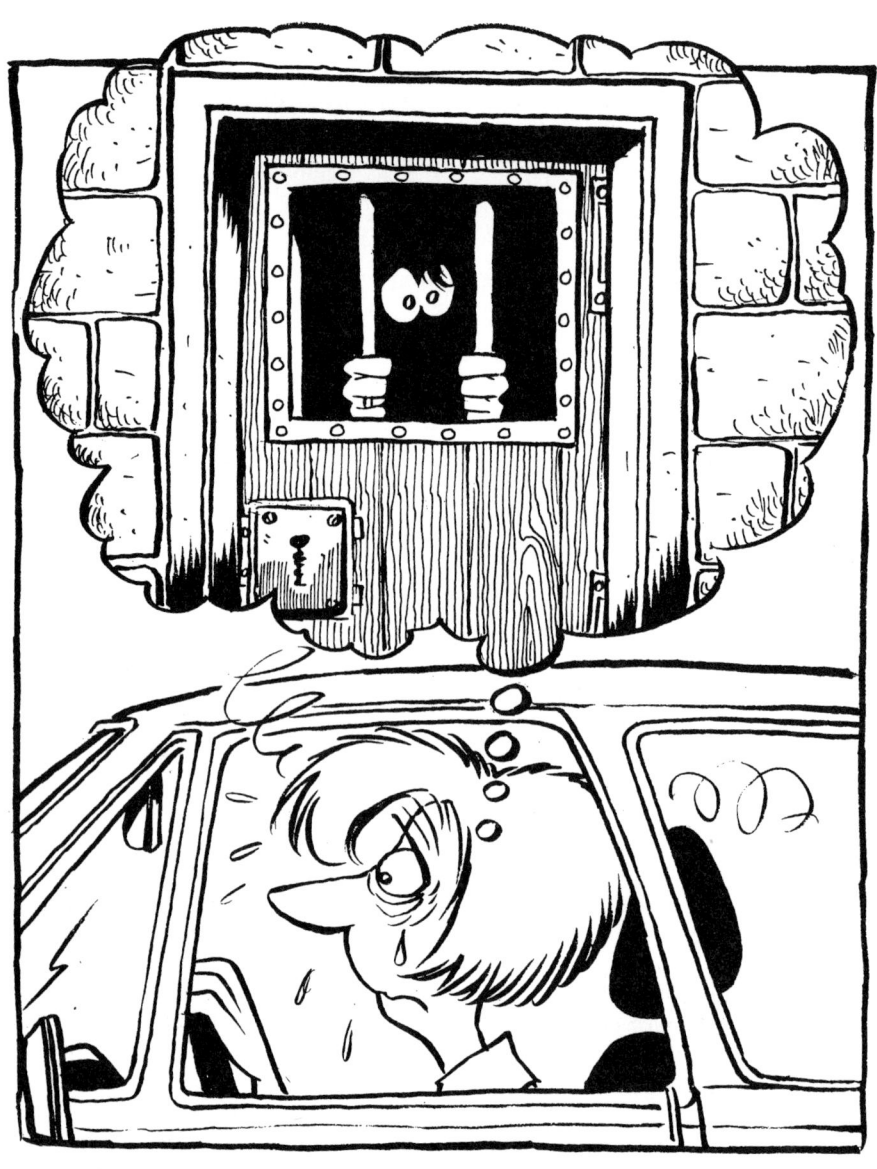

» Frau M. ist eine 60-jährige Hausfrau und Mutter dreier Söhne. Bisher war sie stets gesund und leistungsfähig gewesen. Sie wurde zur kaufmännischen Angestellten ausgebildet und hatte dann mit 25 Jahren einen um 5 Jahre älteren Feinmechaniker geheiratet. Als ihr Mann bald darauf eine kleine eigene Mechanikerwerkstatt eröffnete, half sie ihm bei der Administration und dem Erstellen der Offerten sowie bei dem Rechnungswesen. In den darauffolgenden Jahren der Hochkonjunktur vergrößerte Herr M. seinen Betrieb und baute ihn zu einem mittleren Fabrikationsbetrieb für Präzisionsmechanik aus. Dies brachte materiellen Wohlstand und Frau M. konnte sich ganz dem Haus und den drei Söhnen widmen. «

Der Hausarzt Dr. N. hatte sie nur selten wegen einer banalen Grippe und einmal wegen einer Fußdistorsion gesehen. Als sie ihn diesmal konsultierte, klagte sie über einen seit 3 Monaten bestehenden, hartnäckigen Schwindel. Er sei fast jeden Tag vorhanden und nicht von der Körperhaltung oder der Tageszeit abhängig. Sie fühle sich unsicher auf den Beinen, sei aber noch nie hingefallen. Dr. N. untersuchte Frau M. Er erhob durchaus normale Befunde bis auf einen leicht erhöhten Blutdruck von 170/95 mmHg. Auch der Neurostatus war bei summarischer Prüfung in Ordnung, insbesondere fand Dr. N. auch keinen Nystagmus. Das Routinelabor war unauffällig.

Dr. N. dachte zunächst an eine Affektion des Vestibularapparates (Vestibulopathie im weitesten Sinn) und wies Frau M. einem HNO-Spezialisten zu. Dieser erhob normale otologische Befunde. Eine 3 Wochen später angeschlossene otoneurologische Untersuchung, die auch eine Untersuchung auf dem Drehstuhl und eine Nystagmographie umfasste, war ebenfalls negativ. Das vom Otologen verschriebene Betahistidinum linderte die Beschwerden nicht. Man sprach von einem spondylogenen Schwindel, da die 60-jährige Frau M. im Röntgenbild eine Spondylose der Halswirbelsäule aufwies.

Nach weiteren 3 Monaten schickte Dr. N. seine Patientin, die immer noch die gleichen Beschwerden hatte, in die neurologische Poliklinik der Hauptstadt. Hier wurde wiederum ein normaler neurologischer Untersuchungsbefund erhoben. Das ebenfalls abgeleitete EEG war unauffällig, ebenso eine CT des Schädels. Die Diagnose der Poliklinik lautete: **Schwindel bei vegetativer Dystonie**.

Die vorgeschlagene Behandlung mit Opipramol wurde über 3 Monate durchgeführt. Frau M. ging es danach nicht besser.

Schließlich entschloss sich Dr. N., seine Patientin noch einem weiteren Neurologen, Dr. K., vorzustellen. Während in den vorausgegangenen Untersuchungen zwar sehr viel apparativer Aufwand betrieben, jedoch die Anamnese der Patientin nur sehr kurz innerhalb weniger Minuten erhoben worden war, nahm sich Dr. K. 1 Stunde Zeit. Er las zunächst die von Dr. N. überlassenen Berichtkopien nicht, sondern befragte – wie es seine Gewohnheit war – Frau M., als sei sie noch nie bei einem Arzt gewesen. Als er sie fragte, seit wann sie denn ihren Schwindel habe, sagte ihm Frau M.: „Seit dem 17. März vergangenen Jahres". Dr. K. fragte nun die Patientin, was denn an diesem 17. März gewesen sei. Frau M. erzählte ihm, dass sie an jenem Tag mit dem Auto von ihrem Ferienhaus in die Stadt zurückfuhr. Unterwegs überkam sie erstmals ein intensives Schwindelgefühl. Es habe sie fast am Weiterfahren gehindert. Dieser Schwindel belaste seither, also seit mehr als 1 Jahr, ihren Alltag. Auf die Frage nach besonderen Ereignissen während jener Autofahrt betonte Frau M. dass die Fahrt problemlos verlaufen sei.

Differentialdiagnostisch muss bei hartnäckigen Schwindelbeschwerden ein vestibulärer Schwindel von einem nicht vestibulären unterschieden werden. Der vestibuläre Schwindel ist immer zunächst ein Drehschwindel, der sich meist als akute, evtl. wiederholte Episode manifestiert. Sitz der Läsion können dann entweder der periphere Vestibularapparat oder aber Strukturen des Hirnstamms unter Einbezug der zentralen Vestibularisbahnen sein. Wenn ein Schwindel nie ein Drehschwindel war, dann kann er Ausdruck einer anderen zentralen Störung, einer optischen Störung, multisensoriell bedingt sein, oder auch Ausdruck einer Befindlichkeitsstörung, also psychogener Ursachen. Auch ein spondylogener Schwindel kommt selten einmal vor, setzt aber eine eindeutige Pathologie der Halswirbelsäule voraus, die über eine altersübliche Veränderung im Röntgenbild hinausgeht. Die Differenzialdiagnose muss also immer sehr viele Aspekte umfassen.

Dr. K. ließ nicht locker und erfragte nun Schritt für Schritt die Vorgeschichte jenes 17. März. Er erfuhr nun Folgendes: Im Jahr, das diesem 17. März vorausgegangen war, hatte Herr M. beschlossen, sich von der aktiven Leitung seines kleinen Fabrikationsunternehmens zurückzuziehen. Er übergab es seinem ältesten Sohn. Er, der in seinem Betrieb immer das unbestrittene Kommando geführt hatte, war nun sehr viel zu Hause. Er begann nun auch den häuslichen Alltag zu bestimmen. Es gab zunehmend Konflikte mit seiner Ehefrau, die bisher zu Hause allein zuständig war. Seine Intoleranz und sein tyrannisches, zu Selbstherrlichkeit neigendes Wesen ertrug Frau M. immer weniger. Die Ehekrise spitzte sich mehr und mehr zu. Ende Februar erklärte Frau M. ihrem Mann, dass sie ihn nicht mehr ertrage und aus der gemeinsamen Wohnung ausziehen wolle. Dies war für Herrn M. – nach mehr als 35-jähriger Ehe, die er selbstzufrieden als „glücklich" eingeschätzt hatte – ein Blitz aus heiterem Himmel. Er flehte sie an, es sich doch noch einmal zu überlegen. Er bot ihr auch an, dass er in das Ferienhaus der Familie im Vorgebirge fahren wolle, um ihr Zeit zum Nachdenken zu lassen.

Frau M. war über seine Verzweiflung gerührt. Er begann ihr leid zu tun. Als er fortgefahren war, bekam sie nach wenigen Tagen Angst vor ihrem eige-

nen Mut. Sie fuhr 10 Tage später im eigenen Wagen ihrem Mann in das Feriendomizil der Familie nach. In den folgenden gemeinsam verbrachten Tagen gab sich Herr M. große Mühe. Sie kamen einander wieder näher und beschlossen, wieder in die Stadt zurückzukehren und die Krise zu vergessen. Da jeder mit dem eigenen Wagen angereist war, fuhr Frau M. am 17. März alleine in ihrem Auto nach Hause. Auf dieser Fahrt, „erneut zurück in das selbst gewählte Gefängnis", wurde ihr plötzlich schwindlig.

Dr. K. nahm einen **psychogenen Schwindel** an. Frau M. hatte ihren mutigen Entschluss rückgängig gemacht und wollte sich nun wieder unter das Joch des tyrannischen Ehemannes begeben. Dr. K. sprach nun noch mit Herrn M., der sich als intelligent und weniger uneinsichtig erwies, als er es zunächst befürchtet hatte. Auch vermittelte Dr. K. den beiden Eheleuten den Kontakt mit einem Eheberater. Die Gespräche halfen dem Paar, einander wirklich wieder näherzukommen und mehr Verständnis für die Bedürfnisse des anderen zu haben.

FAZIT

Jeder unbestimmte, mehr oder weniger deutlich vorhandene Schwindel ist entweder Ausdruck einer organischen neurologischen Funktionsstörung – die bei Frau M. durch die mehrfachen Untersuchungen ausgeschlossen werden konnte – oder er ist Ausdruck von seelischen Konflikten bzw. von „Somatisierungen". Die sehr sorgfältige Befragung des Schwindelpatienten erlaubt meist zuverlässigere diagnostische Rückschlüsse als ein großer apparativer Aufwand.

45 Panikattacken?

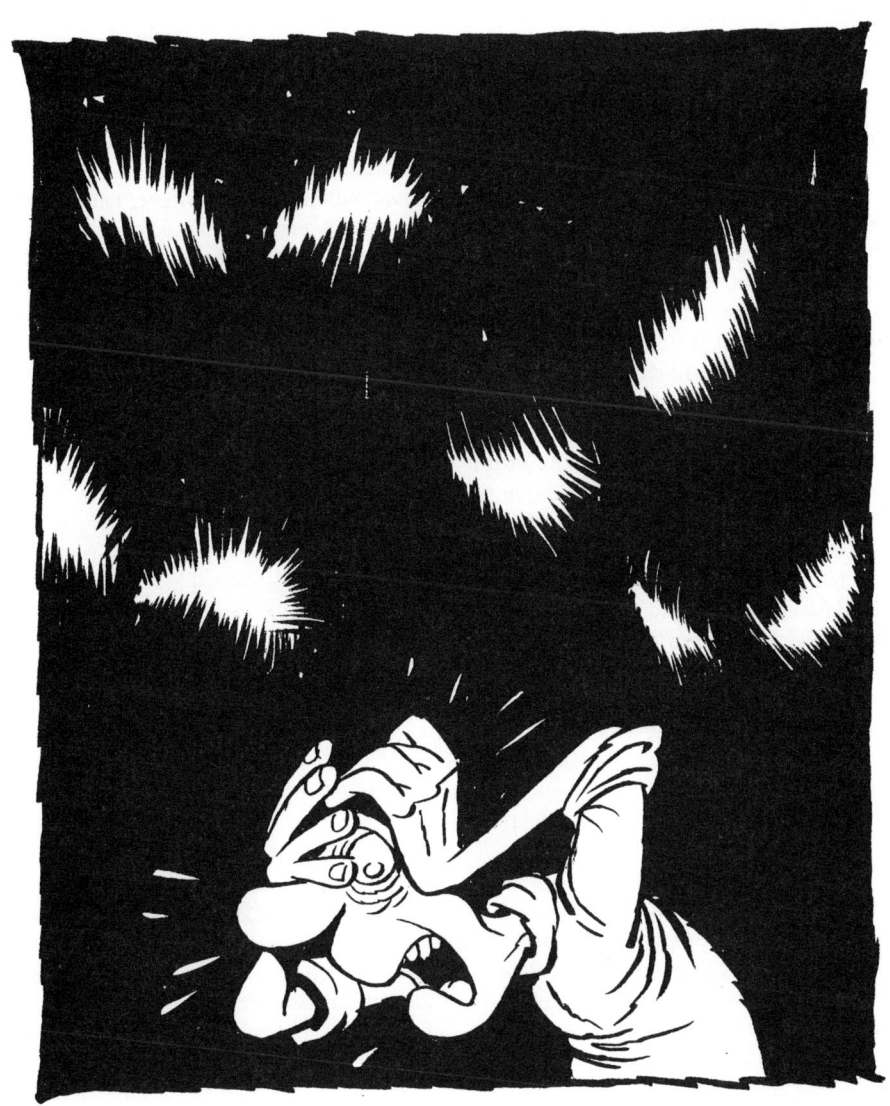

» **In der Familie des Elektroingenieurs hatte die Mutter ihr Leben lang an einer auffälligen Ängstlichkeit gelitten und auch immer wieder befürchtet, die verschiedensten Krankheiten zu haben. Der Vater hatte wegen einer Tuberkulose kuren müssen, und zwei Schwestern des Patienten hatten ebenfalls eine TBC durchgemacht. Er selbst war früher stets gesund.** «

Im Alter von etwa 20 Jahren wurde bei dem Patienten ein Boeck-Sarkoid, ein sog. Loefgren-Syndrom, festgestellt. Kurz zuvor hatte er bei der für ihn absolut ungewohnten Einnahme einer Designerdroge einen Horrortrip durchgemacht, während dem er 3 Tage lang angstbeladene Erlebnisse hatte. Wenige Monate danach hatte er dann ohne erneute Einnahme von Drogen erstmals eine Attacke, die sich in der Folgezeit etwa 2- bis 4-mal pro Jahr wiederholte. Ohne erkennbare auslösende Ursache traten bei ihm innerhalb 15–30 Minuten angstgefärbte Zustände auf. Diese konnten entweder spontan oder durch das Betrachten eines flackernden Lichtes oder der Scheinwerfer eines entgegenkommenden Autos ausgelöst werden. Er spürte eine starke Angst in sich aufsteigen, musste sich gegen eine richtige Panik wehren, bekam schweißnasse Hände, einen intensiven Harndrang, einen trockenen Mund und fühlte sich innerlich verkrampft. Er nahm das Umfeld nicht mehr ganz richtig wahr, hatte manchmal Zweifel, ob er es selbst sei und fühlte sich also depersonalisiert. Auch zwischen diesen intensiven, anfallsartigen Angstzuständen hatte er eine eigenartige Befindlichkeitsstörung: Bestimmte Konstellationen von Lichtquellen empfand er als bedrohlich und hatte Angst, dass nun eine der von ihm so gefürchteten Panikattacken ausbrechen könnte. Auch die Vorstellung, dass ihn eine solche Angstattacke in einer kritischen Situation, z. B. bei einer Flugreise überfallen könnte, ängstigte ihn schon im voraus. Erst auf ausdrückliches Befragen ergänzte der Patient, dass auf die erwähnten Attacken immer intensive Kopfschmerzen folgten, die jeweils auf der rechten Kopfseite waren und dann von einer gewissen Übelkeit, jedoch ohne Erbrechen begleitet waren.

Der Kopfschmerz dauerte anschließend über viele Stunden an. Dass der Patient den Kopfschmerz nicht primär spontan erwähnt hatte, begründete er damit, dass für ihn nicht die Kopfschmerzen, sondern die Angsterlebnisse störend seien.

Zur Klärung wurde er vom Hausarzt dem Neurologen Dr. K. zugewiesen. Dieser konnte bei der klinischen Untersuchung lediglich völlig normale neurologische Befunde erheben.

Die geschilderten Beschwerden führten zu einigen **differenzialdiagnostischen Überlegungen**. In erster Linie war an Panikattacken zu denken, umso mehr als offenbar die Mutter des Patienten auch an ähnlichen Störungen gelitten hatte. Zu Panikattacken passten allerdings nicht die Kopfschmerzen. Gewisse Besonderheiten der anfallsartigen Störungen ließen auch an komplex-partielle Anfälle im Rahmen einer Schläfenlappenepilepsie denken. Es fehlte allerdings eine ätiologische Erklärung: Die Geburt war unauffällig, die frühkindliche Entwicklung deutete nicht auf einen perinatalen Schaden hin, ein Schädeltrauma oder eine entzündliche Hirnerkrankung hatte nicht stattgefunden. Schließlich musste – nicht zuletzt wegen der die Anfälle stets begleitenden halbseitigen Kopfschmerzen – auch an eine besondere Form der Migräne gedacht werden. Tatsächlich gibt es eine seltene Migräneform, nämlich die **mit Panikattacken assoziierte Migräne**. Bei diesen Patienten sind die Migräneattacken mit Panikattacken verbunden, die Patienten weisen des Weiteren aber auch ausgeprägte vegetative Störungen auf, haben einen höheren Grad an Ängstlichkeit und Depression sowie hypochondrische Züge, die recht einschneidend die Lebensqualität beeinträchtigen können.

Obwohl die letztgenannte Diagnose nach der Schilderung die wahrscheinlichste war, wurde noch mittels MRT ein Prozess im Schläfenlappen ausgeschlossen. Ein EEG ergab keine epilepsieverdächtigen Potenziale. Ein zeitlich begrenzter Behandlungsversuch mit Carbamazepin über 3 Monate besserte den Zustand nicht und verhinderte auch nicht das Auftreten einer neuen Attacke. Unter diesen Umständen wurde dem Patienten lediglich geraten, sich beim Auftreten einer neuen Attacke 6 mg Sumatriptan s. c. zu applizieren.

FAZIT

Die Differenzialdiagnose von Panikattacken umfasst neben komplex-partiellen Anfällen im Rahmen einer Schläfenlappenepilepsie auch eine Migräne mit assoziierten Panikattacken als Sonderform der Migräne.

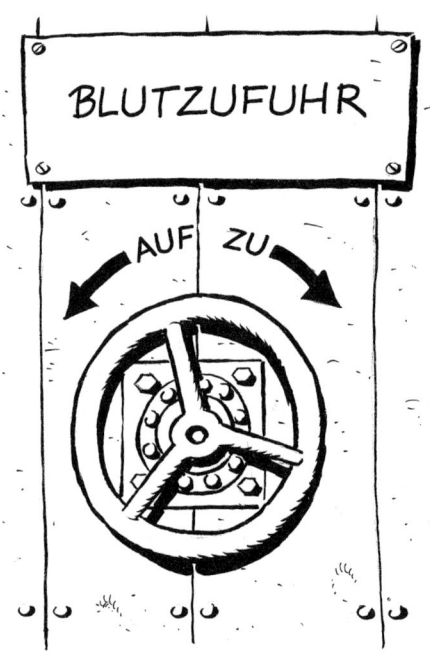

46 Plötzliche Erblindung

Im Alter von 71 Jahren machte Frau S. am Morgen beim Erwachen das Licht an und erschrak zutiefst, weil sie nichts sah. Dies dauerte einige Minuten. Zugleich verspürte sie einen intensiven Schmerz an der linken Hals- und Gesichtsseite und hatte ein ausgesprochenes Schwindelgefühl, wobei sie allerdings nicht angab, dass es sich um einen Drehschwindel handelte. Während die Blindheit nach einigen Minuten verschwand, hielten die erwähnten Schmerzen am Hals und das Schwindelgefühl weiter an. Letzteres erlaubte es ihr erst nach einigen Stunden, ihr Bett zu verlassen. Nun rief sie telefonisch den Notarzt an. Dieser kam, stellte vereinzelte Extrasystolen fest und vermutete eine Herzrhythmusstörung als Ursache des eigenartigen Zustands. Die Schwindelbeschwerden besserten sich und die Schmerzen links am Hals klangen im Verlauf von rund 6 Tagen vollständig ab. Erst einige Tage später fiel der Patientin eine Ungeschicklichkeit der linken Hand auf und eine Unsicherheit beim Gehen. Da Letzteres weiterhin anhielt, wies sie die Hausärztin zur Beurteilung dem Neurologen Dr. K. zu.

Bei der Konsultation rund 10 Monate nach dem akuten Ereignis klagte Frau S. immer noch über eine Ungeschicklichkeit der linken Hand und eine gewisse Unsicherheit beim Gehen, die sie als „Schwindel" bezeichnete. Auf Befragen bestätigte sie, dass im Anschluss an die vollständige Erblindung das Sehen nicht sofort wieder normal war, sondern sie zunächst fast eine halbe Stunde alle Gegenstände grau und farblos sah. Erst dann nahm sie die Farben wieder normal wahr. Bei der neurologischen Untersuchung fiel ein Horner-Syndrom links mit engem Lidspalt und enger Pupille auf. Beim Blick nach oben blieb der linke Bulbus etwas zurück und die Patientin sah Doppelbilder, ebenso beim Blick nach links. Es bestanden kein Nystagmus, keine Strömungsgeräusche über den Karotiden oder dem Nacken, keine Störung der Sensibilität im Gesicht und keine Parese der Rachenhinter-

> Die aus Nordspanien stammende Frau S. lebte seit 48 Jahren in der Schweiz. Sie war früher stets gesund. Von Jugend an raucht sie 40 Zigaretten täglich. Früher war sie als Schneiderin tätig. Sie heiratete und hatte 4 Kinder, von denen allerdings eines an einer akuten Hirnblutung verstarb. Sie selbst machte im Alter von 36 und dann von 42 Jahren eine Netzhautablösung am linken Auge durch und wurde deswegen 2-mal operativ behandelt. Gelegentliche Präkordialsensationen wurden mit einem Mitralklappenprolaps erklärt. «

wand oder des Gaumensegels. Hingegen war an den Extremitäten zwar keine Parese, jedoch eine verlangsamte Diadochokinese links und ebenfalls links eine deutliche Ataxie und Zielunsicherheit sowohl im Finger-Nase- wie auch im Knie-Hacke-Versuch festzustellen. Es bestand ein entsprechend unsicherer Strichgang und im Romberg-Test Fallneigung nach links. Der Unterberger-Tretversuch zeigte eine Drehtendenz nach links. Die übrigen Befunde waren unauffällig, insbesondere bestanden keine Reflexdifferenzen und keine Pyramidenzeichen, ebensowenig Störungen der Sensibilität oder des Temperatursinns.

In dieser Situation drängten sich einige **differenzialdiagnostischen Überlegungen** auf. Eine einseitige vorübergehende Erblindung kann als Amaurosis fugax Ausdruck eines A.-carotis-interna-Verschlusses sein, als amblyopische Attacke bei Stauungspapille vorkommen oder auch einmal als Zeichen einer Migräne (mit vorübergehender Ischämie einer A. ciliaris) auftreten.

Eine plötzliche Erblindung, d.h. eine beide Augen betreffende Sehstörung ist kaum okulär zu erklären, sondern weist vielmehr auf eine beidseitige ischämische Läsion der Sehrinde im Okzipitalpol hin. Recht charakteristisch für eine ischämische Läsion des Okzipitallappens ist auch das Grausehen. Da der Okzipitallappen durch Äste der A. cerebri posterior versorgt wird und diese meist ein Endast der A. basilaris ist, sind vielfach auch andere akute Symptome im Basilarisversorgungsgebiet mit Okzipitalpolischämien verbunden. Auch bei Frau S. war dies der Fall: Sie wies ein einseitiges Horner-Syndrom auf und auf der gleichen Seite eine Ataxie der Extremitäten, was mit einer Läsion der Sympathikusbahn einerseits und des Tractus spinocerebellaris andererseits im Bereich der dorsolateralen Oblongata zu erklären ist. Im Hinblick auf die intensiven Schmerzen an der linken Halsseite könnte sogar vermutet werden, dass eine Dissektion der A. vertebralis links stattgefunden hatte.

Zur weiteren Abklärung hätten eine MRT mit Flair-Sequenzen und eine Angio-MRT dienen können. Therapeutisch kam 8 Monate nach dem Ereignis nichts anderes als die Gabe von Aggregationshemmern in Frage. Dr. K. entschloss sich somit, ohne weitere Untersuchungen der Patientin täglich 300 mg Acetylsalicylsäure zu verschreiben.

FAZIT

Eine vorübergehende plötzliche beidseitige Erblindung ist in der Regel Ausdruck einer Ischämie beider Okzipitalpole.

47 Koma mit anschließender Beinlähmung

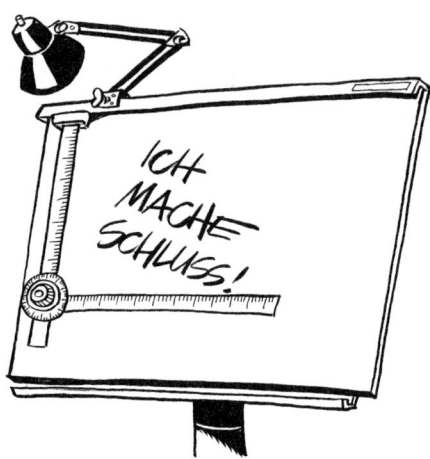

» In der Familie des beruflich erfolgreichen Innenarchitekten Herr M. litten die Großmutter väterlicherseits an Depressionen und auf Seite des Vaters war auch ein Suizid bekannt. Der Patient selbst hatte während seiner Militärschule eine depressive Phase, die man mit der Belastung durch den Militärdienst erklärte und weswegen er dann auch vom Dienst dispensiert wurde. Obwohl er als Architekt später erfolgreich war, litt er bisweilen unter kleinen oder größeren Enttäuschungen. «

Als er einen Wettbewerb für den Neubau eines Kleinstadttheaters nicht gewann, geriet er in eine tiefe Depression und versuchte, sich mit Schlaftabletten das Leben zu nehmen. Er saß halb liegend von Abends 22.00 Uhr bis zum folgenden Morgen 8.00 Uhr bewusstlos in seinem Büro in einem zwar gepolsterten Stuhl, der aber verstärkte Ränder der Sitzfläche hatte. Dadurch kam es zu einer lokal besonders ausgeprägten Druckeinwirkung auf die linke Glutäalloge. Er wurde von einem Mitarbeiter in dieser Situation vorgefunden und notfallmäßig ins Spital verbracht. Hier stellte man eine Erhöhung der Kreatinkinase (CK) auf 12 000 Einheiten fest, eine Myoglobinurie und dadurch bedingt eine Niereninsuffizienz mit Ödemen. Auf eine Magenspülung verzichtete man im Hinblick auf die bereits vergangenen rund 12 Stunden. Die Glutäalloge wurde noch am gleichen Vormittag operativ breit eröffnet.

Der Patient kam am Nachmittag wieder zu sich und bemerkte beim Erwachen eine Lähmung bezüglich der Dorsalextension des linken Fußes. Diese bildete sich im Verlaufe von 3 Wochen zurück. Von Anfang an waren auch schmerzhafte Missempfindungen an der Fußsohle und an der Großzehe links vorhanden, weniger ausgeprägt auch am Fußrücken links. Auch an der Rückseite des linken Oberschenkels war das Gefühl, z. B. beim Sitzen auf einem Stuhl, beeinträchtigt. Diese Sensationen waren schmerzhaft und sprachen auf Carbamazepin ein wenig an.

Trotz dieser Besserung und obwohl er inzwischen seine Berufstätigkeit im eigenen Architekturbüro wieder aufgenommen hatte, wollte Herr M. 3 Monate nach dem akuten Geschehen wissen, woran er sei. Er suchte deshalb den Neurologen Dr. K. auf. Bei der Untersuchung fanden sich erwartungsgemäß an Kopf und oberen Extremitäten keine abnormen Befunde. Über der linken Glutäalloge war eine reizlose Operationsnarbe zu sehen, die gut verschieblich war. Die Glutäalmuskulatur war auch links von normaler Konsistenz und die Streckung der linken Hüfte war ebenso kräftig wie rechts, das Hinaufsteigen auf einen Hocker auch links möglich. Es bestand kein Trendelenburg-Zeichen, also kein Absinken des Beckens rechts beim Stehen auf dem linken Bein oder beim Gehen. Flexion und Extension im Knie links waren kräftig. Die Dorsalextension und Plantarflexion der Füße und der Zehen war auch links in Ordnung, der Fußspitzen- und der Hackengang waren tadellos und das Zehenspreizen auch links ausgiebig. Hingegen fehlte der ASR links. Die Sensibilität war plantar an der linken Großzehe vermindert, ebenso aber an der Rückseite des linken Oberschenkels. Die Fußpulse waren beidseits gut tastbar.

Im vorliegenden Fall waren die **differenzialdiagnostischen Überlegungen** relativ einfach: Nicht nur in den hierfür klassisch bekannten Muskelgruppen – v.a. im Bereiche der Tibialisloge – können sich bei primär verminderter Blutzufuhr, bei Überlastung der Muskulatur oder bei einer sonstigen Ursache für einen Druckanstieg Logensyndrome abspielen. Dasselbe ist v.a. auch in der Glutäalloge, z.B. bei langdauerndem Druck von außen möglich. Man beobachtet dies bei Patienten, die z.B. lange so im Koma liegen. Ein Logensyndrom, das durch einen Druckanstieg in einer nicht dehn-

baren Muskelloge zustande kommt, führt nicht nur zu einem ischämischen Untergang von Muskelfasern (mit entsprechendem Anstieg der CK und dann auch unter Umständen wegen der Myoglobinurie zu einer tubulären Nierenfunktionsstörung), sondern es kommt auch zu einer ischämischen Schädigung der durch die Logen durchtretenden Nerven. Im vorliegenden Fall hatte also die **Ischämie der Glutäalloge** auch zu einer **ischämischen Läsion des hier durchziehenden Ischiadikusstammes** geführt. In der Regel erholen sich die Nerven bei einer nicht allzu lang andauernden ischämischen Störung anschließend mehr oder weniger rasch und vollständig. Im vorliegenden Fall war zu Beginn eine N. peronaeus-Funktionsstörung mit Dorsalextensionsparese des Fußes vorhanden. Später war – als Ausdruck einer Tibialisläsion – nur noch der fehlende ASR nachweisbar sowie die Sensibilitätsstörung plantar an der Großzehe. Zugleich allerdings war auch der sensible N. cutaneus femoris posterior beeinträchtigt worden. Rein theoretisch wäre es auch denkbar, dass die Ischiadikusläsion durch den Druck des Stuhlrandes während der langen reglosen Phase stattgefunden hatte. Auf alle Fälle war die Prognose gut. Wie eine spätere Kontrolle ergab, hatte sich der Patient 3 Monate später vollständig erholt.

FAZIT

So gut wie alle Muskellogen können unter bestimmten Umständen ein Logensyndrom, eine ischämische Läsion der in der Loge befindlichen Muskeln aufweisen. Die Muskelpathologie wird initial oft durch Symptome vonseiten der peripheren Nerven, die durch diese Loge gelangen, begleitet.

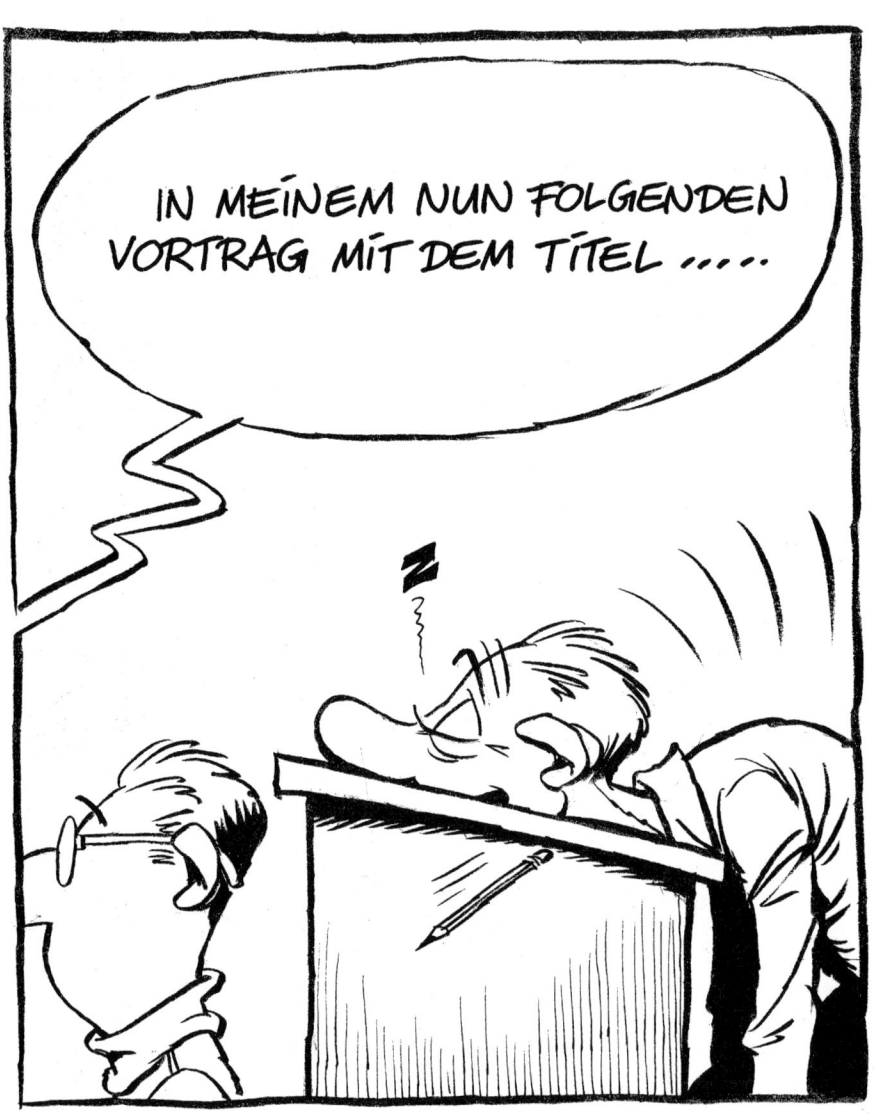

» **Der 30-jährige Patient hatte eine Lehre als Landmaschinenmechaniker absolviert. Er war erst 25 Jahre alt, verheiratet, als unerwartet im Laufe eines Jahres beide Eltern, die auf dem Lande einen Gasthof betrieben hatten, verstarben. Als einziger Sohn entschloss er sich, den Gastwirtschaftsbetrieb zu übernehmen.** «

Alles ging zunächst gut, bis er nach rund 3 Jahren, im Alter von 28 Jahren, folgende Symptomatologie entwickelte: Es trat mehrmals eine plötzliche Schwäche beider Beine auf, die derart schlagartig einsetzte, dass er dann einknickte und sich entweder noch knapp halten konnte oder auf den Knien am Boden landete. Als der Patient deshalb den Hausarzt, Herrn Dr. N. aufsuchte, befragte ihn dieser nach den Umständen, unter welchen diese plötzliche Beinschwäche auftrat. Er erfuhr, dass dies dreimal aufgetreten war, als er in leicht nach vorne gebückter Haltung an einer Wurstschneidemaschine Aufschnitt für die Zubereitung von belegten Broten zuschnitt. Zwar fand der Hausarzt neurologisch keine Besonderheiten, meinte aber wegen des Auftretens der Beinschwäche in gebückter Stellung, dass vielleicht dadurch eine Bandscheibe intermittierend aus ihrem Lager gedrängt werden könnte und der Patient dann eine Beinschwäche aufgrund einer Wurzelkompression aufwies. Er schickte ihn deshalb zu einer CT-Untersuchung der Lendenwirbelsäule.

Die CT der Lendenwirbelsäule ergab eine mediane, diskrete Bandscheibenvorwölbung auf Höhe der Bandscheibe L4/L5. Darin sah der Hausarzt eine Bestätigung seiner Hypothese und wies den Patienten – der durch die plötzlichen Lähmungserscheinungen sehr beeinträchtigt war – zur operativen Therapie in eine neurochirurgische Klinik ein.

Der sehr erfahrene und kritische Neurochirurg zweifelte trotz des CT-Befundes an dessen klinischer Relevanz. Er schickte deshalb den Patienten zu seinem Kollegen, dem Neurologen Dr. K., zur Beurteilung. Eine genaue Befragung des Patienten ergab, dass er nicht nur bei der oben beschriebenen Haltung an der Wurstschneidemaschine plötzliche Beinschwäche verspürte, sondern dass ihm dies schon 2- oder 3-mal früher unter ganz anderen Umständen aufgefallen sei: Einmal sei er zusammengesackt, als ein Kollege völlig unerwartet ihm von hinten auf die Schulter geschlagen habe. Ein anderes Mal – hier zögerte er etwas – als ihn seine damalige Freundin und spätere Gattin zum ersten Mal in ihr Schlafzimmer führte. Die durch Herrn Dr. K. durchgeführte nähere Befragung ergab, dass der Patient auch deutliche Schlafstörungen hatte: Schon etwa seit seiner Lehre (also seit seinem 17. Lebensjahr) habe er in der Nacht Alpträume gehabt. Etwas später sei ihm aufgefallen, dass er am Tag – z. B. anlässlich einer sich in die Länge ziehenden Versammlung im Gemeindehaus – entsetzlich gegen den Schlaf ankämpfen musste. Im Zug schlafe er regelmäßig ein, auch wenn er am Morgen gut ausgeschlafen erwacht sei.

Damit lag der Verdacht eines **Narkolepsie-Kataplexie-Syndroms** vor. Im Rahmen dieses Syndromes sind einerseits Schlafstörungen, andererseits aber auch plötzlicher Tonusverlust bekannt. Die beiden Hauptcharakteristika dieses Syndroms können durchaus auch einmal isoliert auftreten. Die kataplektischen Erscheinungen, d. h. der plötzliche Verlust des Tonus und damit das Zusammensacken können einerseits bei emotionalen Einwirkungen (z. B. Erschrecken) auftreten, andererseits können sie – seltener – bei bestimmten Körperhaltungen ausgelöst werden. Nicht immer sind auch Schlafstörungen bzw. das unbegründete Einschlafen am Tag mit vorhanden. In anderen Fällen wiederum ist die Schlafstörung im Vordergrund und die anfallsartigen Verluste des Muskeltonus – die kataplektischen Symptome – fehlen. Zusätzlich kommen gelegentlich auch noch andere charakteristische Erscheinungen hinzu: beispielsweise halluzinatorische Erlebnisse in der Einschlafphase, in anderen Fällen eine lähmungsartige Muskelschwäche beim Erwachen, die jede initiale Bewegung unmöglich macht (Schlaflähmungen). Auch hypnagoge Halluzinationen, d. h. halluzinatorische Erlebnisse in der Einschlafphase können vorkommen.

Diese Deutung der anfallsartigen Lähmungserscheinungen ersparte dem Patienten die Bandscheibenoperation. Therapeutisch sprach er auf trizyklische Antidepressiva ausgezeichnet an und die anfallsartigen Tonusverluste mit dem Hinstürzen wurden zukünftig vollständig vermieden.

FAZIT

Nicht jede anfallsartige Beinschwäche in gebückter Stellung ist Ausdruck einer Läsion lumbaler Nervenwurzeln.

49 Eine schmerzhafte Polyneuropathie?

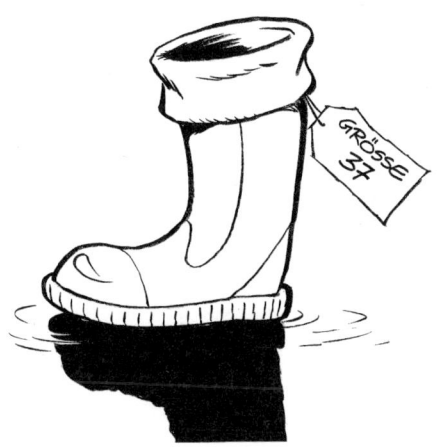

» Der aus Nordportugal stammende Herr Z. arbeite-te seit bald 10 Jahren als Bauarbeiter in der Schweiz. Er war früher stets gesund bis auf eine Ve-nenthrombose am rechten Unterschenkel vor 3 Jahren. Seither sei der rechte Unterschenkel gele-gentlich nach längerem Stehen etwas bläulich ver-färbt. «

Vor rund 1 Monat bemerkte er, dass er Missempfin-dungen und eine Gefühlsstörung der 3. und 4. Zehe beidseits verspürte. Diese Missempfindungen wurden beim Gehen intensiver und waren mit blitzartig in den Vorfuß beidseits einschießenden Schmerzen verbunden. Der Hausarzt hatte auf-grund dieser Beschwerdeschilderung den Verdacht einer Polyneuropathie und wies Herrn Z. deshalb dem Neurologen Dr. K. zu.

Bei der neurologischen Untersuchung konnte Dr. K. im Bereich der Hirnnerven und der oberen Extremitäten keinerlei Besonderheiten feststellen. Auch an den unteren Extremitäten war keine mo-torische Parese vorhanden, insbesondere konnten Fuß und Zehen beidseits sehr kräftig dorsal und plantar flektiert werden, die Zehen konnten auch beidseits ausgiebig gespreizt werden und bei der Dorsalextension der Zehen ließ sich am Fußrücken beidseits lateral eine Kontraktion der kurzen Fuß-rückenmuskeln gut tasten. Auch waren der PSR und ASR symmetrisch vorhanden. Beim Prüfen des Vibrationssinnes war dieser nirgends verkürzt, auch nicht an den Großzehen-Grundgelenken.

Dr. K. stellte folgende **differenzialdiagnostische Überlegungen** an: Beidseitige Missempfindung der Zehen waren tatsächlich in erster Linie ver-dächtig auf eine Polyneuropathie. Klinisch aller-dings ließ sich eine solche bei Herrn Z. mit Sicher-heit ausschließen: Eine Polyneuropathie, die be-reits Missempfindungen erzeugt, müsste zumin-dest mit einer Beeinträchtigung des Vibrationssin-nes einhergehen, meistens ist auch der ASR stark abgeschwächt oder fehlend und schließlich wäre zumindest distal eine Beeinträchtigung der Moto-rik zu erwarten, z. B. eine Unfähigkeit, die Zehen zu spreizen (die Mm. interossei der Füße), bzw. bei der Dorsalextension wären die kurzen Mm. exten-sores digitorum und hallucis breves am Fußrücken nicht tastbar. Schmerzen und Missempfindungen der Zehen können außerdem durch orthopädische Probleme im Sinne von Spreizfuß- oder Knickfußbeschwerden ausgelöst werden. Wenn sie allerdings wie bei Herrn Z. so exakt im Bereich der 3. und 4. Zehe lokalisiert waren und der Patient auch von einer Gefühllosigkeit dieser Zehen berichtete, musste auch eine **Morton-Metatarsalgie** erwogen werden. Dies ist eine durch Kompression der Nn. interdigitales hervorgerufene Neurombildung, die sich meistens zwischen der 3. und der 4. Zehe abspielt und Schmerzen beim Gehen verursacht, später auch spontane Ruheschmerzen.

Im Hinblick auf diese Überlegungen präzisierte nun Dr. K. die Anamnese des Patienten. Dieser berichtete ihm, dass er etwa 1 Woche vor Beginn der jetzt vorhandenen Beschwerden eine außerordentliche berufliche Belastung erlebte: Wegen der zu jener Zeit in vielen Orten der Schweiz herrschenden Hochwassersituation war das Magazin der Firma, in der er arbeitete, überschwemmt und stand 40 cm unter Wasser. Er musste 3 Tage fast 19 Stunden pro Tag in Gummistiefeln beim Auspumpen, Ausräumen und Umlagern bzw. Trocknen des beschädigten Lagerinhaltes mitwirken. Die Gummistiefel saßen sehr fest am Fuß und engten seinen Vorfuß ein, sodass ihn die Füße bereits nach einigen Stunden schmerzten. Anschließend setzte man ihn auch noch 3 weitere Tage für Materialtransporte zu einer Baustelle mehrere Stunden täglich in einem Lieferwagen ein. Im Stadtverkehr musste er sehr oft in den hierzu nicht geeigneten Schutzschuhen mit Stahlkappe Kupplung und Bremse bedienen. Im Anschluss an diese Woche mit dieser ungewöhnlichen Belastung traten dann die oben geschilderten Beschwerden in beiden Füßen ein.

Nunmehr ergänzte Dr. K. seine Untersuchung und konnte Folgendes feststellen: Sowohl plantar wie auch an der Spitze der Zehen III – IV und an der großzehenwärts gerichteten Fläche der 3. Zehe konnte beidseits eine deutliche Hypästhesie nachgewiesen werden. Bei der lateralen Kompression des Vorfußes konnte zwar kein Schmerz ausgelöst werden, jedoch wurde ein intensiver Schmerz dadurch ausgelöst, dass die Metatarsale-Köpfchen des III. und IV. Metatarsale kräftig gegeneinander gedrückt und gleichzeitig in dorsoventraler Richtung verschoben wurden. Auch bestand unmittelbar proximal der Metatarsaleköpfchen in diesem Spatium interosseum eine exquisite Druckempfindlichkeit, wenn kräftig sowohl von dorsal wie volar mit den Fingern durch den Untersucher gedrückt wurde. Der Gang war durchaus harmonisch, der Patient gab aber an, dass er schon nach dreimaligem Hin- und Hergehen im Untersuchungszimmer vermehrt Schmerzen im Vorfuß spürte. Damit war die Diagnose einer Morton-Metatarsalgie gestützt. Dr. K. injizierte nun von dorsal her im Spatium zwischen III. und IV. Metatarsale auf einer Seite 2 ml Lidocain. Nach 5 Minuten konnte durch das oben geschilderte Manöver kein Schmerz mehr ausgelöst werden, der Patient konnte 10-mal im Untersuchungszimmer energisch hin- und herlaufen, ohne auf dieser Seite Schmerzen zu verspüren, während die Gegenseite weiterhin weh tat. Damit war die Diagnose einer Morton-Metatarsalgie bestätigt. Herr Z. verlor die Beschwerden dann allerdings dadurch, dass er 4 Wochen bequeme Schuhe tragen konnte, in die beidseits eine Einlage mit retrokapitaler Abstützung eingesetzt worden war. Eine operative Beseitigung der Neurome war deshalb – zumindest vorläufig – nicht nötig.

FAZIT

Lokale Missempfindungen und Schmerzen der Füße können nicht nur durch eine Polyneuropathie, sondern – besonders wenn sie einseitig sind und durch den Gehakt ausgelöst werden – auch durch eine Morton-Metatarsalgie verursacht werden.

50 Eine sekundär progrediente multiple Sklerose?

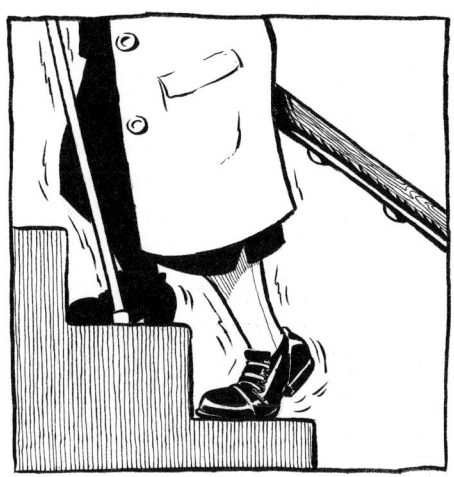

>> Die familiär nicht mit neurologischen Leiden belastete Bankprokuristin hatte bis auf gelegentliche Lumbalgien und Tortikolliepisoden nie nennenswerte Erkrankungen durchgemacht. Bereits erstmals im Alter von 29 Jahren trat bei Frau X eine Schwäche beider Beine in Erscheinung, die im Verlaufe weniger Tage zunahm, sodass sie nicht mehr gehfähig war. Damals bestand auch eine Harnretention. Sie wurde in einer neurochirurgischen Klinik abgeklärt. Befunde aus jener Zeit waren nicht mehr vorhanden, jedoch berichtete die Patientin, dass man ein Myelogramm durchführte und nichts fand. Sie erholte sich dann im Verlauf von ca. 8–9 Monaten vollständig und war in den folgenden Jahren beschwerdefrei. <<

Im Alter von 73 Jahren fiel Frau X dann erstmals auf, dass sie beim Treppensteigen Mühe hatte. Dies nahm im Laufe von 3 Monaten derart zu, dass sie einen Stock benutzen musste und zwei weitere Monate später wurde sie von einem Neurologen untersucht. Dieser stellte ein paraspastisches Syndrom mit Pyramidenbahnzeichen fest, bei normalem Befund an den oberen Extremitäten und völlig normaler Sensibilität auch für die Temperaturunterscheidung. Der Gang war ausgesprochen spastisch und auch eine Spur ataktisch. Eine MRT-Untersuchung der Wirbelsäule und des Rückenmarkes im zervikalen und im Brustbereich war unauffällig und zeigte im Besonderen keine intramedullären Signalanomalien. Hingegen war eine MRT des Schädels durch periventrikuläre und im Bereiche der Wetterwinkel angeordnete Signalanomalien auffällig, wie sie charakteristisch für multiple Sklerose sind, gekennzeichnet. Die visuell evozierten Potenziale waren beidseits verzögert und im Liquor fand sich eine oligloklonale Zonierung. Man diagnostizierte eine sekundär progrediente multiple Sklerose.

Differenzialdiagnostisch müssen bei einer im späteren Lebensalter manifest werdenden Paraspastik eine Reihe von Affektionen erwogen werden. So kommt ein (gutartiger) intraspinaler, raumfordernder Prozess in Frage. Auch eine Myelopathie bei zervikaler (seltener bei thorakaler) Spondylose kann eine Paraspastik verursachen. Seltener findet sich dies als primärer Ausdruck einer multiplen Sklerose oder als sekundäre Progredienz einer früher schubartig verlaufenen multiplen Sklerose. Als sehr seltene Ursachen seien eine Durafistel, eine Adrenoleukodystrophie, ein parasagittales Meningeom, eine Paraspastik bei Hypothyreose und andere erwähnt.

Bei Frau X schien die Diagnose einer sekundär progredienten multiplen Sklerose durch die oben erwähnten Zusatzuntersuchungen bewiesen.

Ihre Gehstörungen nahmen zu und etwa 6 Monate nach der oben beschriebenen Untersuchung durch den Neurologen war sie auf den Rollstuhl angewiesen. Ungefähr 1 Jahr nach Beginn ihrer Gehstörungen traten dann erstmals auch eine zunehmende Schwäche und eine Bewegungsbehinderung beider Arme hinzu. Auf Befragen bestätigte sie, dass sie schon wenige Monate vor Beginn der Armschwäche auch zunehmend häufig schmerzhafte Krämpfe in den Waden verspürt hatte und kürzlich auch Muskelzuckungen an beiden Oberarmen bemerkt hatte. Auch gewisse Schwierigkeiten beim Artikulieren fielen ihr in letzter Zeit auf.

Die Hausärztin wies nun ihre Patientin dem Neurologen Dr. K. zu. Dessen Untersuchung ergab im Bereiche der Hirnnerven keine Auffälligkeiten und im Besonderen keine Steigerung der perioralen Reflexe, keine Atrophie der Sehnervenpapillen, keine internukleäre Ophthalmoplegie, keine Zungenatrophie oder Faszikulationen der Zunge. Die Sprache war objektiv nicht sicher beeinträchtigt. An den oberen Extremitäten waren nun eine deutliche Beugerspastik beidseits vorhanden sowie massiv gesteigerte Muskeleigenreflexe. Zusätzlich waren beidseits an den Oberarmmuskeln sowie auch an den Vorderarmmuskeln Faszikulationen sichtbar und die kleinen Handmuskeln waren beidseits sicher atrophisch mit entsprechender un-

genügender Kraft bei der Spreizung der Finger. An den unteren Extremitäten sehr ausgeprägte Streckspastizität, gesteigerte Muskeleigenreflexe und ein eindrücklich positiver Babinski beidseits. Sowohl an beiden Quadrizepsmuskeln wie auch am M. adductor magnus links waren Faszikulationen sichtbar. Schon diese klinischen Befunde waren verdächtig auf eine amyotrophische Lateralsklerose. Die anschließend durchgeführte eletromyographische Untersuchung bestätigte das Vorhandensein von eindeutigen Zeichen einer peripheren Denervation, von Faszikulationen und von Riesenpotenzialen. Dies sicherte die Diagnose einer **amyotrophischen Lateralsklerose**. Offen blieb die Frage, ob die Patientin sowohl eine multiple Sklerose als davon unabhängig auch eine amyotrophische Lateralsklerose hatte oder ob sie zwar im Alter von 29 Jahren einen einzigen Schub einer multiplen Sklerose (oder eine anderen akuten Affektion des Rückenmarkes) durchgemacht hatte, dann aber im Alter von 73 Jahren eine amyotrophische Lateralsklerose entwickelte. Letztere kann durchaus zunächst und über 1 Jahr hinaus lediglich als Para- und dann Tetraspastik sich manifestieren, bevor die Zeichen der Beteiligung des peripheren motorischen Neurons hinzukommen. Dies war jedoch für die Patientin belanglos, da die rasche Progredienz des Leidens unausweichlich erschien.

FAZIT

Ein und derselbe Mensch kann auch einmal mehr als ein neurologisches Leiden aufweisen. Dennoch ist es ratsam, immer zu versuchen, alle Krankheitssymptome „unter einen Hut zu bringen".

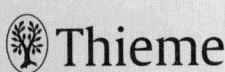

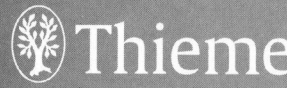